丛书编委会

主 编 萧 今

副主编 刘丽芸

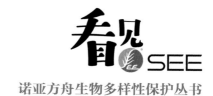

诺亚方舟生物多样性保护丛书

傣医药
植物图鉴

主 编 刘 峰

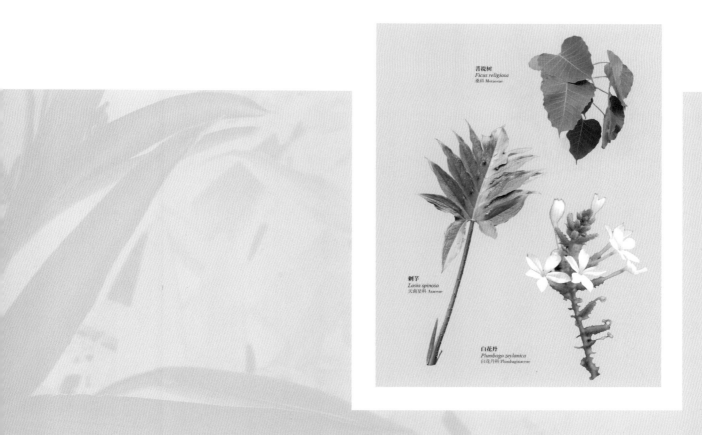

云南出版集团

YNK 云南科技出版社

· 昆明 ·

图书在版编目（CIP）数据

傣医药植物图鉴 / 刘峰主编. —— 昆明：云南科技出版社, 2021.8

（SEE诺亚方舟生物多样性保护丛书 / 萧今主编）

ISBN 978-7-5587-3624-7

Ⅰ. ①傣… Ⅱ. ①刘… Ⅲ. ①傣医药—药用植物—云南—图集 Ⅳ. ①R295.3-64

中国版本图书馆CIP数据核字(2021)第161288号

傣医药植物图鉴

DAIYIYAO ZHIWU TUJIAN

刘　峰　主编

出 版 人：温　翔

策　　划：高　亢　李　非　刘　康　胡凤丽

责任编辑：王首斌　唐　慧　张羽佳

整体设计：长策文化

责任校对：张舒园

责任印制：蒋丽芬

书　　号：ISBN 978-7-5587-3624-7

印　　刷：云南华达印务有限公司

开　　本：889mm×1194mm　1/16

印　　张：16.5

字　　数：320千字

版　　次：2021年8月第1版

印　　次：2021年8月第1次印刷

定　　价：116.00元

出版发行：云南出版集团　云南科技出版社

地　　址：昆明市环城西路609号

电　　话：0871-64192760

本书编委会

主　编	刘　峰
副主编	岩罕单　岩　说　张建伟

参　编	陈　典　木陈会　谢金君　玉应罕　黄　瑞
	姜　婷　缪　娇　田茂兴　李冬红　何彩周
	李姿娴　杨邓军　苏　惠

摄　影	刘　峰

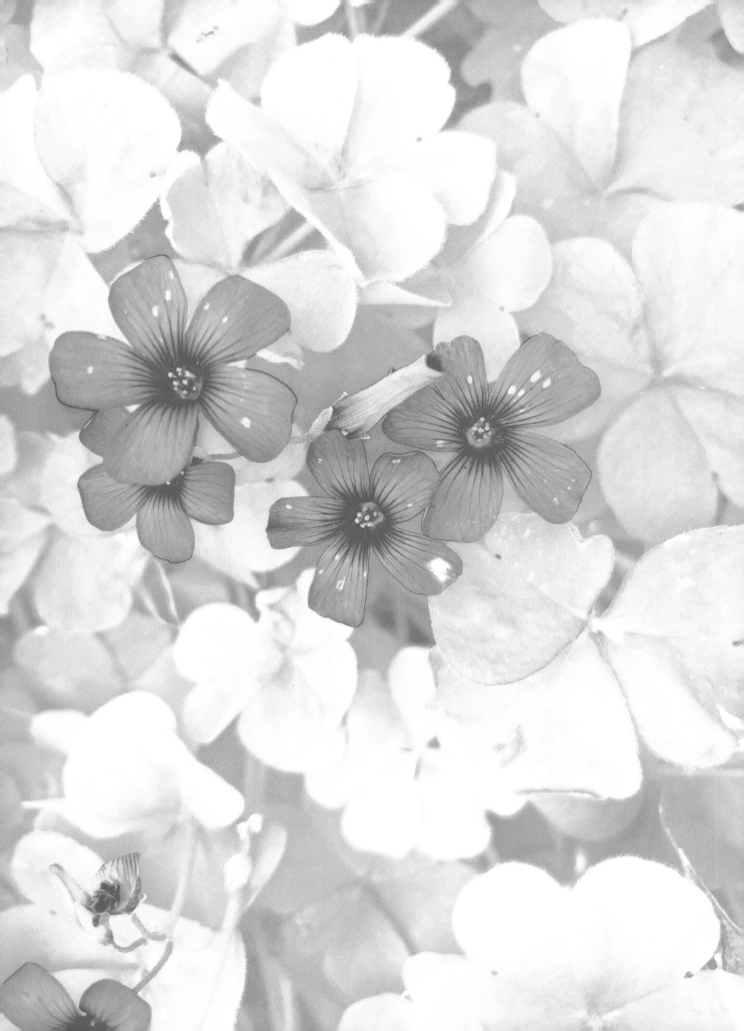

序

　　傣族人民在长期的劳作和生活实践中，创造了自己的语言和文字，随着南传上座部佛教的传入，傣族人民在收集、整理、总结民间零散流传和前人遗留的傣医药知识基础上，充分汲取了随佛教传入的印度医药学知识和来源于汉族的中医药学知识，经过不懈努力和奋斗，逐步创造出了理论体系完整、疗效显著、特色鲜明的傣医药，为保障我国西南边陲各族人民群众生命健康做出了巨大贡献。

　　傣医药植物是傣医药最基础和最重要的组成部分，其多样性正是傣医药博大精深、丰富内涵的直接体现，只有准确地识别出傣医药使用的各种植物种类，对其进行有针对性的深入了解，才能更好地保护、利用、传承傣医药，因此，对傣医药植物的认识和传播显得非常重要。

　　《傣医药植物图鉴》以实物照片的形式，展示了350种使用于傣医药的植物，种类的选取，除了考虑具有很好的药用价值外，还兼顾了具有食用价值、观赏价值的品种，诠释了傣医药文化与傣族庭院经济文化密不可分的关系，展现了傣医药来源于生活、服务于生活的精髓。我相信，该书的出版发行，将对傣医药的科普宣传、推广利用等起到积极的促进作用，今后在此基础之上，广大学者不断收集、补充、加强、完善资料信息，并综合傣医药领域的研究成果，编撰出更多的优秀著作，为傣医药事业的发展做出更大的贡献。

序
PREFACE

我对年轻一代植物学者的成长感到欣慰，但是，由于近年来分类学等传统学科人才匮乏，导致很多传统学科领域的研究不深、不透，许多研究成果还不能被充分利用到实践中，衷心希望今后能有更多年轻人立志于传统学科的研究和实践，更好地服务于生物多样性保护，服务于传统民族文化保护、传承及利用等。

陶国达

中国科学院西双版纳热带植物园野外植物学家

荣获竺可桢野外科学工作奖

荣获中国植物园终身成就奖

享受国务院特殊津贴专家

2021年3月于景洪

　　傣医药是我国传统民族医药的重要组成部分，1983年被国家确定为中国四大民族医药之一，并要求重点加以发掘、继承、整理和提高。近年来，在傣医前辈和专家的努力下，傣医药正在逐渐发展壮大，但由于研究条件落后、缺乏相关质量标准、市场占有率低、宣传力度不足等问题，还远远落后于藏医药、蒙医药、维吾尔医药等，特别是由于傣医药的原材料主要以野生采集为主，而野生资源蕴藏量有限，近年来随着人们需求的不断增大，对野生傣医药植物采取的掠夺式开发利用，造成了傣医药植物生境的破坏，致使许多野生傣医药植物的生存和繁衍面临严重威胁，甚至会在短期内濒临灭绝，造成不可弥补的生态、经济、科学和文化价值的损失。

　　为了提高社会大众对傣医药的认知度，不断了解、认识傣医药植物，积极参与傣医药植物的保护、利用和推广，从而有力促进傣医药植物多样性保护和傣医药事业可持续健康发展，在总结纳板河流域国家级自然保护区管理局与阿拉善SEE西南项目中心共同实施的傣医药种质资源保存、利用及社区减贫示范项目成果的基础上，通过多次、多方向西双版纳州相关傣医药研究和应用机构了解，结合深入傣族村寨和其它少数民族村寨实际调查的结果，编撰完成《傣医药植物图鉴》。

　　本图鉴依循傣族传统医学的"四塔、五蕴"核心理论，即风塔、火塔、水塔、土塔，色蕴、识蕴、受蕴、想蕴、行蕴，以单方傣医药植物利用为主，结合睡药疗法、熏蒸疗法、洗药疗法、坐药疗法、包药疗法、拖擦药物疗法等部分傣医传统特色疗法，介绍了350种常见、常用的傣医药植物。为了以简单、直观、不枯燥的方式让广大读者通过第一感观、第一印象来初步认识傣医药植物，引导和激发起大家对傣医药植物和傣医药的兴趣和求知欲，图鉴中每个物种以实物照片为主，仅对名称、功能、基源、主治进行了简要描述，没有过多的从专业角度进行细致阐述，物种排序使用更为广知和熟悉的中文名首字汉语拼音字母顺序排列，没有严格按照专业的植物分类系统进行排序。本图鉴图片清晰、逼真，文字简练、易懂，集实用性、科普性、知识性、趣味性为一体，可供对傣医药和傣文化感兴趣的读者、学者、研究人员、技术人员、管理人员等作为参考。

本图鉴在编著过程中，得到众多少数民族土著专家、村民、专业学者等的支持配合和关心帮助，在此一并表示衷心感谢！由于能力有限，本图鉴难免存有疏漏及不足之处，敬请读者批评指正。

2021年，《生物多样性公约》第十五次缔约方大会在美丽的彩云之南——云南昆明举办，借此图鉴向大会献礼，祝愿大会圆满成功，祝福伟大的祖国生态文明建设硕果累累，祝福全世界人民能共建共享地球生命共同体、实现人与自然和谐共生的伟大目标！

刘 峰

2021年3月

目录
CONTENTS

001 矮龙血树 *Dracaena terniflora* / 002

002 艾蒿 *Artemisia argyi* / 002

003 艾纳香 *Blumea balsamifera* / 002

004 拔毒散 *Sida szechuensis* / 004

005 白鹤灵芝 *Rhinacanthus nasutus* / 004

006 白花丹 *Plumbago zeylanica* / 004

007 白花酸藤子 *Embelia ribes* / 006

008 白花洋紫荆 *Bauhinia variegata* / 006

009 白芨 *Bletilla striata* / 006

010 白兰花 *Michelia alba* / 008

011 白簕 *Acanthopanax trifoliatus* / 008

012 白香薷 *Elsholtzia winitiana* / 008

013 斑果藤 *Stixis suaveolens* / 010

014 斑茅 *Saccharum arundinaceum* / 010

015 板蓝 *Strobilanthes cusia* / 010

016 版纳省藤 *Calamus nambariensis* / 012

017 包疮叶 *Maesa indica* / 012

018 薄荷 *Mentha haplocalyx* / 012

019 报春石斛 *Dendrobium primulinum* / 014

020 贝叶棕 *Corypha umbraculifera* / 014

021 笔管草 *Equisetum ramosissimum* / 014

022 闭鞘姜 *Costus speciosus* / 016

023 荜拔 *Piper longum* / 016

024 蓖麻 *Ricinus communis* / 016

025 槟榔青 *Spondias pinnata* / 018

026 冰糖草 *Scoparia dulcis* / 018

027 波叶青牛胆 *Tinospora crispa* / 018

028 菠萝蜜 *Artocarpus heterophyllus* / 020

029 苍白称钩风 *Diploclisia glaucescens* / 020

030 草棉 *Gossypium herbaceum* / 020

031 柴桂 *Cinnamomum tamala* / 022

032 潺槁木姜子 *Litsea glutinosa* / 022

033 翅荚决明 *Cassia alata* / 022

034 臭茉莉 *Clerodendrum philippinum* / 024

035 臭牡丹 *Clerodendrum bungei* / 024

036 川楝 *Melia toosendan* / 024

037 穿鞘菝葜 *Smilax perfoliata* / 026

038 穿心莲 *Andrographis paniculata* / 026

039 垂序商陆 *Phytolacca americana* / 026

040 刺芹 *Eryngium foetidum* / 028

041 刺天茄 *Solanum indicum* / 028

042 刺通草 *Trevesia palmata* / 028

043 刺苋 *Amaranthus spinosus* / 030

044 刺芋 *Lasia spinosa* / 030

045 葱 *Allium fistulosum* / 030

046 粗糠柴 *Mallotus philippensis* / 032

047 粗叶木 *Lasianthus chinensis* / 032

048 粗叶榕 *Ficus hirta* / 032

049 长柄山姜 *Alpinia kwangsiensis* / 034

050 长春花 *Catharanthus roseus* / 034

051 长管假茉莉 *Clerodendrum indicum* / 034

052 长柱山丹 *Duperrea pavettaefolia* / 036

053 大百部 *Stemona tuberosa* / 036

054 大胡椒 *Pothomorphe subpeltata* / 036

055 大叶斑鸠菊 *Vernonia volkameriifolia* / 038

056 大叶茶 *Camellia sinensis* / 038

057 大叶钩藤 *Uncaria macrophylla* / 038

058 大叶火筒树 *Leea macrophylla* / 040

059 大叶木兰 *Magnolia rostrata* / 040

060 大叶千斤拔 *Flemingia macrophylla* / 040

061 大叶藤黄 *Garcinia xanthochymus* / 042

062 大叶仙茅 *Curculigo capitulata* / 042

目 录
CONTENTS

063 大猪屎豆 *Crotalaria assamica* / 042

064 大籽筋骨草 *Ajuga macrosperma* / 044

065 当归藤 *Embelia parviflora* / 044

066 倒心盾翅藤 *Aspidopterys obcordata* / 044

067 地不容 *Stephania epigaea* / 046

068 地桃花 *Urena lobata* / 046

069 地涌金莲 *Musella lasiocarpa* / 046

070 滇南美登木 *Maytenus austroyunnanensis* / 048

071 滇南天门冬 *Asparagus subscandens* / 048

072 滇重楼 *Paris polyphylla* / 048

073 定心藤 *Mappianthus iodoides* / 050

074 兜唇石斛 *Dendrobium aphyllum* / 050

075 杜茎山 *Maesa japonica* / 050

076 短柄苹婆 *Sterculia brevissima* / 052

077 对叶榕 *Ficus hispida* / 052

078 钝叶桂 *Cinnamomum bejolghota* / 052

079 多花山壳骨 *Pseuderanthemum polyanthum* / 054

080 莪术 *Curcuma zedoaria* / 054

081 鹅掌柴 *Schefflera octophylla* / 054

082 鳄嘴花 *Clinacanthus nutans* / 056

083 儿茶 *Acacia catechu* / 056

084 番木瓜 *Carica papaya* / 056

085 番石榴 *Psidium guajava* / 058

086 飞龙掌血 *Toddalia asiatica* / 058

087 飞扬草 *Euphorbia hirta* / 058

088 凤梨 *Ananas comosus* / 060

089 凤仙花 *Impatiens balsamina* / 060

090 佛肚树 *Jatropha podagrica* / 060

091 狗牙花 *Ervatamia divaricata* / 062

092 构树 *Broussonetia papyrifera* / 062

093 古钩藤 *Cryptolepis buchananii* / 062

094 鼓槌石斛 *Dendrobium chrysotoxum* / 064

095 光叶巴豆 *Croton laevigatus* / 064

096 光叶子花 *Bougainvillea glabra* / 064

097 海红豆 *Adenanthera pavonina* / 066

098 海芋 *Alocasia macrorrhiza* / 066

099 含羞草 *Mimosa pudica* / 066

100 含羞云实 *Caesalpinia mimosoides* / 068

101 合果木 *Paramichelia baillonii* / 068

102 荷包山桂花 *Polygala arillata* / 068

103 黑黄檀 *Dalbergia fusca* / 070

104 黑面神 *Breynia fruticosa* / 070

105 黑叶小驳骨 *Justicia ventricosa* / 070

106 红椿 *Toona ciliata* / 072

107 红豆蔻 *Alpinia galanga* / 072

108 红毛玉叶金花 *Mussaenda hossei* / 072

109 红木 *Bixa orellana* / 074

110 红木荷 *Schima Reinw* / 074

111 红丝线 *Lycianthes biflora* / 074

112 猴耳环 *Archidendron clypearia* / 076

113 葫芦茶 *Tadehagi triquetrum* / 076

114 虎尾兰 *Sansevieria trifasciata* / 076

115 虎杖 *Reynoutria japonica* / 078

116 黄花胡椒 *Piper flaviflorum* / 078

117 黄花假杜鹃 *Barleria prionitis* / 078

118 黄花稔 *Sida acuta* / 080

119 黄木巴戟 *Morinda angustifolia* / 080

120 黄樟 *Cinnamomum porrectum* / 080

121 幌伞枫 *Heteropanax fragrans* / 082

122 茴香 *Foeniculum vulgare* / 082

123 火烧花 *Mayodendron igneum* / 082

124 火焰花 *Phlogacanthus curviflorus* / 084

傣医药　　　植物图鉴

目 录
CONTENTS

125 藿香蓟 *Ageratum conyzoides* / 084

126 鸡蛋花 *Plumeria rubra* / 084

127 鸡冠花 *Celosia cristata* / 086

128 鸡嗉子榕 *Ficus semicordata* / 086

129 积雪草 *Centella asiatica* / 086

130 家麻树 *Sterculia pexa* / 088

131 嘉兰 *Gloriosa superba* / 088

132 假黄皮 *Clausena excavata* / 088

133 假蒟 *Piper sarmentosum* / 090

134 假苹婆 *Sterculia lanceolata* / 090

135 假鹊肾树 *Streblus indicus* / 090

136 假山龙眼 *Heliciopsis henryi* / 092

137 假烟叶树 *Solanum verbascifolium* / 092

138 尖尾芋 *Alocasia cucullata* / 092

139 柬埔寨龙血树 *Dracaena cochinchinensis* / 094

140 箭毒木 *Antiaris toxicaria* / 094

141 箭根薯 *Tacca chantrieri* / 094

142 姜 *Zingiber officinale* / 096

143 姜花 *Hedychium coronarium* / 096

144 姜黄 *Curcuma longa* / 096

145 浆果乌桕 *Balakata baccata* / 098

146 降香黄檀 *Dalbergia odorifera* / 098

147 绞股蓝 *Gynostemma pentaphyllum* / 098

148 接骨草 *Sambucus chinensis* / 100

149 节鞭山姜 *Alpinia conchigera* / 100

150 羯布罗香 *Dipterocarpus turbinatus* / 100

151 金刚纂 *Euphorbia neriifolia* / 102

152 金花果 *Dioscorea cirrhosa* / 102

153 金毛狗 *Cibotium barometz* / 102

154 金荞麦 *Fagopyrum dibotrys* / 104

155 金粟兰 *Chloranthus spicatus* / 104

156 九翅豆蔻 *Amomum maximum* / 104

157 橘 *Citrus reticulata* / 106

158 聚果榕 *Ficus racemosa* / 106

159 决明 *Cassia tora* / 106

160 苦绳 *Dregea sinensis* / 108

161 阔叶十大功劳 *Mahonia bealei* / 108

162 腊肠树 *Cassia fistula* / 108

163 蓝花草 *Ruellia brittoniana* / 110

164 了哥王 *Wikstroemia indica* / 110

165 鳢肠 *Eclipta prostrata* / 110

166 镰叶西番莲 *Passiflora wilsonii* / 112

167 龙舌兰 *Agave americana* / 112

168 芦荟 *Aloe vera* / 112

169 卵叶巴豆 *Croton caudatus* / 114

170 卵叶蜘蛛抱蛋 *Aspidistra typica* / 114

171 罗勒 *Ocimum basilicum* / 114

172 萝芙木 *Rauvolfia verticillata* / 116

173 落地生根 *Bryophyllum pinnatum* / 116

174 落葵 *Basella alba* / 116

175 麻风树 *Jatropha curcas* / 118

176 马齿苋 *Portulaca oleracea* / 118

177 马缨丹 *Lantana camara* / 118

178 芒萁 *Dicranopteris pedata* / 120

179 毛车藤 *Amalocalyx yunnanensis* / 120

180 毛九节 *Psychotria pilifera* / 120

181 毛杨梅 *Myrica esculenta* / 122

182 密花胡颓子 *Elaeagnus conferta* / 122

183 木本曼陀罗 *Datura arborea* / 122

184 木豆 *Cajanus cajan* / 124

185 木芙蓉 *Hibiscus mutabilis* / 124

186 木蝴蝶 *Oroxylum indicum* / 124

目 录

CONTENTS

187　木棉 *Bombax malabaricum* / 126

188　木奶果 *Baccaurea ramiflora* / 126

189　木薯 *Manihot esculenta* / 126

190　木紫珠 *Callicarpa arborea* / 128

191　南瓜 *Cucurbita moschata* / 128

192　南山藤 *Dregea volubilis* / 128

193　尼泊尔桤木 *Alnus nepalensis* / 130

194　尼泊尔水东哥 *Saurauia napaulensis* / 130

195　柠檬 *Citrus limon* / 130

196　柠檬草 *Cymbopogon citratus* / 132

197　牛筋草 *Eleusine indica* / 132

198　纽子果 *Ardisia virens* / 132

199　糯稻 *Oryza sativa* / 134

200　糯米团 *Gonostegia hirta* / 134

201　糯米香 *Semnostachya menglaensis* / 134

202　排钱草 *Phyllodium pulchellum* / 136

203　披针观音座莲 *Angiopteris magna* / 136

204　破布叶 *Microcos paniculata* / 136

205　菩提树 *Ficus religiosa* / 138

206　麒麟叶 *Epipremnum pinnatum* / 138

207　千年健 *Homalomena occulta* / 138

208　茜草 *Rubia cordifolia* / 140

209　青藤仔 *Jasminum nervosum* / 140

210　青葙子 *Celosia argentea* / 140

211　球兰 *Hoya carnosa* / 142

212　鹊肾树 *Streblus asper* / 142

213　忍冬 *Lonicera japonica* / 142

214　绒毛番龙眼 *Pometia tomentosa* / 144

215　绒毛紫薇 *Lagerstroemia tomentosa* / 144

216　三对节 *Clerodendrum serratum* / 144

217　三开瓢 *Adenia cardiophylla* / 146

218　三桠苦 *Evodia lepta* / 146

219　三叶鬼针草 *Bidens pilosa* / 146

220　三叶蔓荆 *Vitex trifolia* / 148

221　桑 *Morus alba* / 148

222　山黄麻 *Trema tomentosa* / 148

223　山鸡椒 *Litsea cubeba* / 150

224　山菅兰 *Dianella ensifolia* / 150

225　山牡荆 *Vitex quinata* / 150

226　山牵牛 *Thunbergia grandiflora* / 152

227　山小橘 *Glycosmis pentaphylla* / 152

228　山芝麻 *Helicteres angustifolia* / 152

229　珊瑚树 *Viburnum odoratissimum* / 154

230　扇叶铁线蕨 *Adiantum flabellulatum* / 154

231　少花龙葵 *Solanum photeinocarpum* / 154

232　射干 *Belamcanda chinensis* / 156

233　深绿山龙眼 *Helicia nilagirica* / 156

234　肾茶 *Clerodendranthus spicatus* / 156

235　肾叶山蚂蝗 *Desmodium renifolium* / 158

236　十字崖爬藤 *Tetrastigma cruciatum* / 158

237　石菖蒲 *Acorus tatarinowii* / 158

238　石松 *Lycopodium japonicum* / 160

239　守宫木 *Sauropus androgynus* / 160

240　树头菜 *Crateva unilocularis* / 160

241　水蓼 *Polygonum hydropiper* / 162

242　水茄 *Solanum torvum* / 162

243　四棱豆 *Psophocarpus tetragonolobus* / 162

244　苏木 *Caesalpinia sappan* / 164

245　酸豆 *Tamarindus indica* / 164

246　泰国大风子 *Hydnocarpus anthelmintica* / 164

247　唐菖蒲 *Gladiolus gandavensis* / 166

248　糖胶树 *Alstonia scholaris* / 166

目 录
CONTENTS

249 螳螂跌打 *Pothos scandens* / 166

250 桃 *Amygdalus persica* / 168

251 藤漆 *Pegia nitida* / 168

252 天仙藤 *Fibraurea recisa* / 168

253 铁刀木 *Cassia siamea* / 170

254 铁海棠 *Euphorbia milii* / 170

255 铁力木 *Mesua ferrea* / 170

256 通光散 *Marsdenia tenacissima* / 172

257 铜锤玉带草 *Lobelia angulata* / 172

258 土连翘 *Hymenodictyon flaccidum* / 172

259 团花 *Anthocephalus chinensis* / 174

260 弯管花 *Chassalia curviflora* / 174

261 望江南 *Senna occidentalis* / 174

262 蒌叶 *Piper betle* / 176

263 乌蔹莓 *Cayratia japonica* / 176

264 无花果 *Ficus carica* / 176

265 西番莲 *Passiflora coerulea* / 178

266 西南猫尾木 *Dolichandrone stipulata* / 178

267 西南山梗菜 *Lobelia sequinii* / 178

268 西南文殊兰 *Crinum asiaticum* / 180

269 锡兰肉桂 *Cinnamomum zeylanicum* / 180

270 豨莶 *Siegesbeckia orientalis* / 180

271 喜树 *Camptotheca acuminata* / 182

272 细根菖蒲 *Acorus calamus* / 182

273 虾子花 *Woodfordia fruticosa* / 182

274 腺点油瓜 *Hodgsonia macrocarpa* / 184

275 香花崖豆藤 *Millettia dielsiana* / 184

276 香蓼 *Polygonum viscosum* / 184

277 香露兜 *Pandanus amaryllifolius* / 186

278 向日葵 *Helianthus annuus* / 186

279 小驳骨 *Gendarussa vulgaris* / 186

280 小车前 *Plantago erosa* / 188

281 小红蒜 *Eleutherine plicata* / 188

282 小叶眼树莲 *Dischidia minor* / 188

283 斜叶榕 *Ficus tinctoria* / 190

284 星毛金锦香 *Osbeckia stellata* / 190

285 绣球防风 *Leucas ciliata* / 190

286 须药藤 *Stelmatocrypton khasianum* / 192

287 旋花茄 *Solanum spirale* / 192

288 血苋 *Iresine herbstii* / 192

289 鸦胆子 *Brucea javanica* / 194

290 鸭嘴花 *Adhatoda vasica* / 194

291 崖姜 *Pseudodrynaria coronans* / 194

292 盐肤木 *Rhus chinensis* / 196

293 羊耳菊 *Inula cappa* / 196

294 羊蹄 *Rumex japonicus* / 196

295 阳桃 *Averrhoa carambola* / 198

296 野姜 *Zingiber cammuner* / 198

297 野蕉 *Musa balbisiana* / 198

298 野牡丹 *Melastoma candidum* / 200

299 野茄 *Solanum coagulans* / 200

300 野柿 *Diospyros kaki* / 200

301 野茼蒿 *Crassocephalum crepidioides* / 202

302 叶下珠 *Phyllanthus urinaria* / 202

303 夜花 *Nyctanthes arbor-tristis* / 202

304 一把伞南星 *Arisaema erubescens* / 204

305 薏苡 *Coix lacryma-jobi* / 204

306 翼齿六棱菊 *Laggera pterodonta* / 204

307 楹树 *Albizia chinensis* / 206

308 雍菜 *Ipomoea aquatica* / 206

309 疣柄磨芋 *Amorphophallus virosus* / 206

310 柚木 *Tectona grandis* / 208

目 录
CONTENTS

311 余甘子 *Phyllanthus emblica* / 208

312 羽萼木 *Colebrookea oppositifolia* / 208

313 羽叶金合欢 *Acacia pennata* / 210

314 玉蜀黍 *Zea mays* / 210

315 玉叶金花 *Mussaenda pubescens* / 210

316 鸢尾 *Iris tectorum* / 212

317 芫荽 *Coriandrum sativum* / 212

318 越南万年青 *Aglaonema tenuipes* / 212

319 云木香 *Saussurea costus* / 214

320 云南斑籽木 *Baliospermum effusum* / 214

321 云南草蔻 *Alpinia blepharocalyx* / 214

322 云南沉香 *Aquilaria yunnanensis* / 216

323 云南楤木 *Aralia thomsonii* / 216

324 云南萝芙木 *Rauvolfia yunnanensis* / 216

325 云南肉豆蔻 *Myristica yunnanensis* / 218

326 云南石梓 *Gmelina arborea* / 218

327 云南无忧花 *Saraca griffithiana* / 218

328 云南栘衣 *Docynia delavayi* / 220

329 樟叶木防己 *Cocculus laurifolius* / 220

330 桢桐 *Clerodendrum japonicum* / 220

331 栀子 *Gardenia jasminoides* / 222

332 中华青牛胆 *Tinospora sinensis* / 222

333 中平树 *Macaranga denticulata* / 222

334 柊叶 *Phrynium capitatum* / 224

335 肿柄菊 *Tithonia diversifolia* / 224

336 重阳木 *Bischofia polycarpa* / 224

337 朱蕉 *Cordyline fruticosa* / 226

338 朱槿 *Hibiscus rosa-sinensis* / 226

339 朱砂根 *Ardisia crenata* / 226

340 竹节树 *Carallia brachiata* / 228

341 竹叶花椒 *Zanthoxylum armatum* / 228

342 竹叶兰 *Arundina graminifolia* / 228

343 苎叶蒟 *Piper boehmeriaefolium* / 230

344 锥序南蛇藤 *Celastrus paniculatus* / 230

345 紫茉莉 *Mirabilis jalapa* / 230

346 紫色姜 *Zingiber purpureum* / 232

347 紫苏 *Perilla frutescens* / 232

348 紫芋 *Colocasia tonoimo* / 232

349 棕叶芦 *Thysanolaena maxima* / 234

350 酢浆草 *Oxalis corniculata* / 234

中文名索引 / 236

拉丁学名索引 / 243

诺亚方舟

生物多样性保护丛书

傣医药植物图鉴

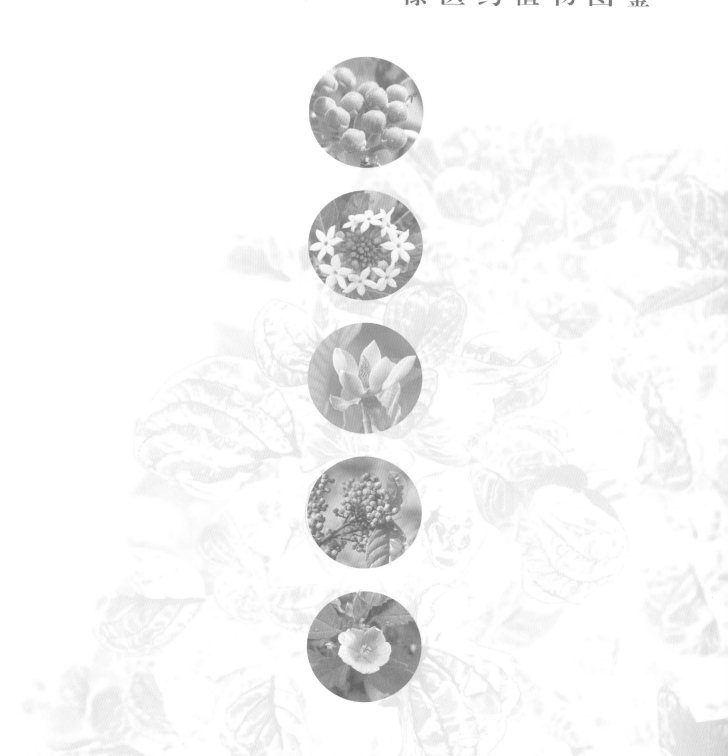

中文名

矮龙血树
Dracaena terniflora

俗名：活血龙血树、大剑叶木

百合科 Liliaceae

傣名（音译）：杖电拎

（zhang-dian-lin）

傣文名：ຢາຮຸe ແາ6ຄຸ 3θ6

描述

功能：补火提气，强精增髓，补肾健体。

基源及主治：根水煎服或浸酒内服，用于遗精、阳痿、肾虚、早泄、宫寒不孕、早衰。

中文名

艾蒿
Artemisia argyi

俗名：艾草、青蒿枝

菊科 Compositae

傣名（音译）：芽命

（ya-ming）

傣文名：ປ2e ຫ6ຄຸ

描述

功能：清热解毒，行气活血。

基源及主治：根、嫩茎叶水煎服，用于胃冷痛鼻血不止、产后出血、肠炎、急性尿道炎、膀胱炎。

中文名

艾纳香
Blumea balsamifera

俗名：冰片叶、真金草

菊科 Compositae

傣名（音译）：娜龙

（na-long）

傣文名：ຢ2ໄ3ຄ6ຄຸ

描述

功能：除风通血，解毒止痒，通气消肿。

基源及主治：根水煎服，用于感冒、脘腹胀痛；嫩茎叶煎水外洗，用于皮肤瘙痒、疔疮肿毒、热痱子、奶疹、湿疹。传统睡药疗法、熏蒸疗法、洗药疗法、拖擦药物疗法均常使用。

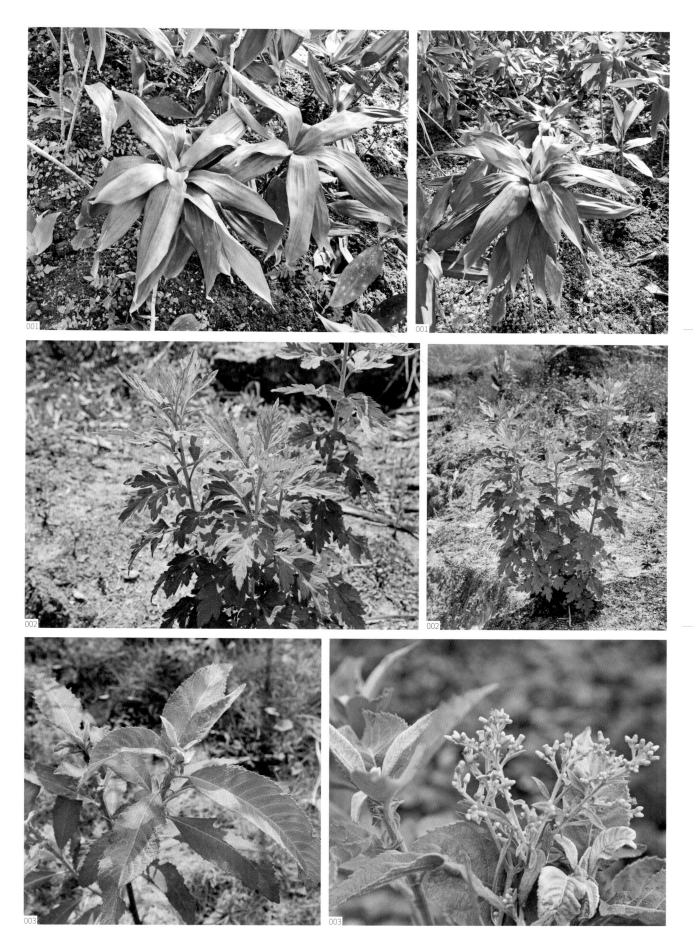

004

中文名

拔毒散
Sida szechuensis

俗名：小黄药、小粘药

锦葵科 Malvaceae

傣名（音译）：芽哈满囡

（ya-ha-man-nuai）

傣文名：ᥙᥣᥱ ᥞᥪ ᥖᥥᥰ ᥓᥩᥭ

描述

功能：清热解毒，活血祛瘀，消肿止痛。

基源及主治：根水煎服，用于闭经、乳汁不通、乳腺炎、肠炎、痢疾；根捣烂外敷，用于跌打损伤、痈肿、疔疮脓肿、接骨。

005

中文名

白鹤灵芝
Rhinacanthus nasutus

俗名：白鹤草、癣草

爵床科 Acanthaceae

傣名（音译）：雅鲁哈咪迈

（ya-lu-ha-mi-mai）

傣文名：ᥙᥣᥱ ᥘᥳᥖᥰ ᥞᥣ ᥜᥣᥭ ᥛᥪ ᥛᥭ

描述

功能：除风止痛，续筋接骨。

基源及主治：根、叶捣烂外敷或捣汁外擦，用于骨折、跌打肿痛、跌打损伤、皮癣、疥癞。

006

中文名

白花丹
Plumbago zeylanica

俗名：白雪花、白花九股牛

白花丹科 Plumbaginaceae

傣名（音译）：芽比比豪

（ya-bi-bi-hao）

傣文名：ᥓᥪᥱ ᥝᥤ ᥓᥪᥱ ᥝᥤ ᥞᥣᥝ

描述

功能：除风通血，补火壮腰，消肿止痛，续筋接骨。

基源及主治：根、茎、叶捣烂外敷，用于中风偏瘫、跌打损伤、骨折、风湿关节炎、腰痛等；根水煎服或泡酒服，用于肢体关节酸痛、屈伸不利、月经失调、痛经、闭经。

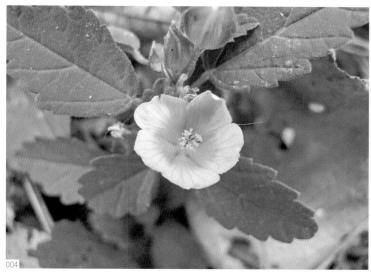

004

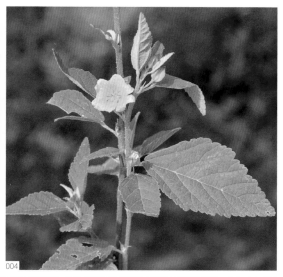

004

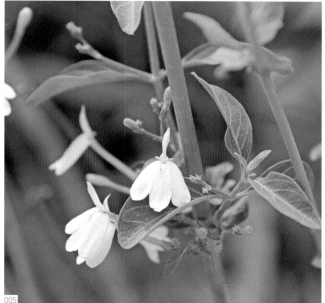

005

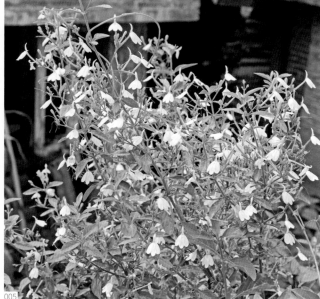

005

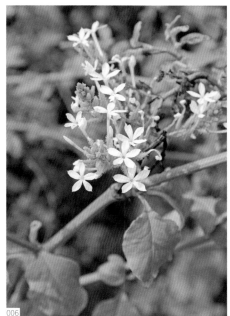

006

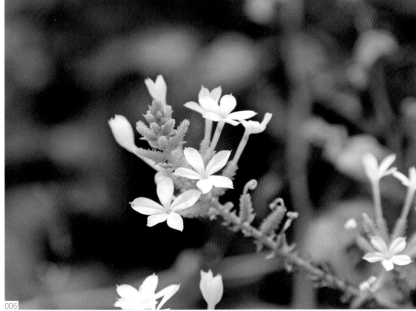

006

中文名

白花酸藤子
Embelia ribes

俗名：水林果、泡桐果

紫金牛科 Myrsinaceae

傣名（音译）：嘿麻桂郎

（hei-ma-gui-lang）

傣文名：ᩈᩴᩣ ᩝᩣ ᩴᩈᩣ

描述

功能：杀虫止痒，通便泻下，消肿止痛。

基源及主治：根捣烂外敷，用于刀枪伤、外伤出血、毒蛇咬伤等；根水煎服，用于急性肠胃炎、赤白痢、腹泻等；果水煎服，用于虫积腹痛、蛔虫病、绦虫病。

中文名

白花洋紫荆
Bauhinia variegata

俗名：大白花、白花树

豆科 Leguminosae

傣名（音译）：锅埋修

（guo-mai-xiu）

傣文名：ᩈᩣ ᩙᩮ ᩴᩈᩣ

描述

功能：除风止痒，收敛止泻。

基源及主治：根水煎服，用于咯血、消化不良；茎皮水煎服，用于消化不良、急性胃肠炎；茎皮水煎洗，用于湿疹、风疹、麻疹、顽癣、带状疱疹；叶水煎服，用于润肺咳嗽、便秘；花水煎服，用于肺炎、支气管炎。

中文名

白芨
Bletilla striata

俗名：小白芨、紫兰

兰科 Orchidaceae

傣名（音译）：芽贺介

（ya-he-jie）

傣文名：ᩃᩤᩉᩮᩢᩣᩙᩮ

描述

功能：收敛止血，消肿生肌。

基源及主治：球茎干燥磨粉内服，用于肺结核、百日咳、支气管炎、十二指肠溃疡、胃溃疡、胃出血；球茎捣烂外敷，用于疗烧伤及外科创伤。

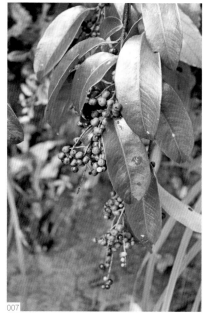

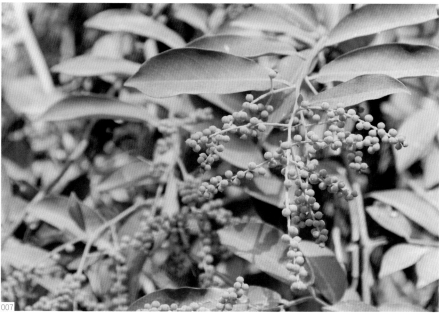

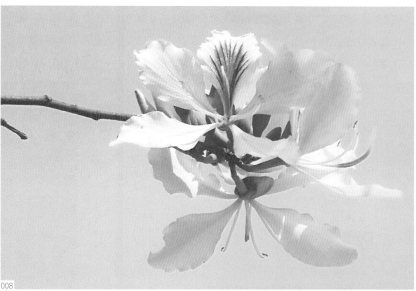

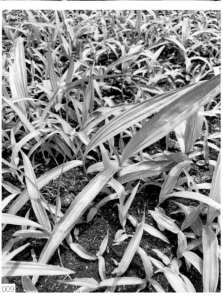

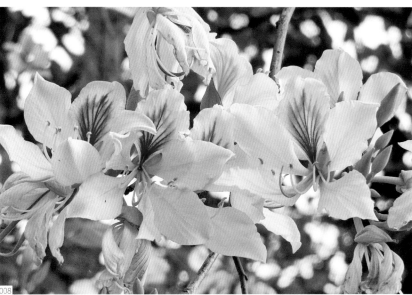

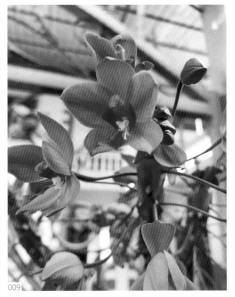

中文名

白兰花
Michelia alba

俗名：白缅桂、白玉兰

木兰科 Magnoliaceae

傣名（音译）：罗章巴豪

（luo-zhang-ba-hao）

傣文名：ვჂ<ၯၔ<ၔၐၬ<ၶၬ<ၵၔၜ

描述

功能：清热止咳，排毒化浊。

基源及主治：根水煎服，用于泌尿系统感染、小便不利；叶水煎服，用于支气管炎、白带；叶捣烂外敷，用于疮癣。

中文名

白簕
Acanthopanax trifoliatus

俗名：刺五加

五加科 Araliaceae

傣名（音译）：锅当盖

（guo-dang-gai）

傣文名：ၯၬ<ၐ<ၵၵၕၜ

描述

功能：消炎解毒，祛湿除风。

基源及主治：根、茎、叶水煎服，用于劳伤风湿、手足麻木、腰膝疼痛、四肢无力；茎、叶水煎洗或捣汁涂抹，用于湿疹、麻疹、风湿骨痛等。传统洗药疗法常使用。

中文名

白香薷
Elsholtzia winitiana

俗名：扫把茶、四方蒿

唇形科 Labiatae

傣名（音译）：芽优马

（ya-you-ma）

傣文名：ၶၬၔ<ၵၯၕၔ<ၵၬၔ

描述

功能：发汗解表，解暑化湿，利尿消肿。

基源及主治：根、茎、叶水煎服，用于风寒感冒导致的脾胃湿困、发热、头痛身重、呕吐，腹泻、水肿、小便不利等症。

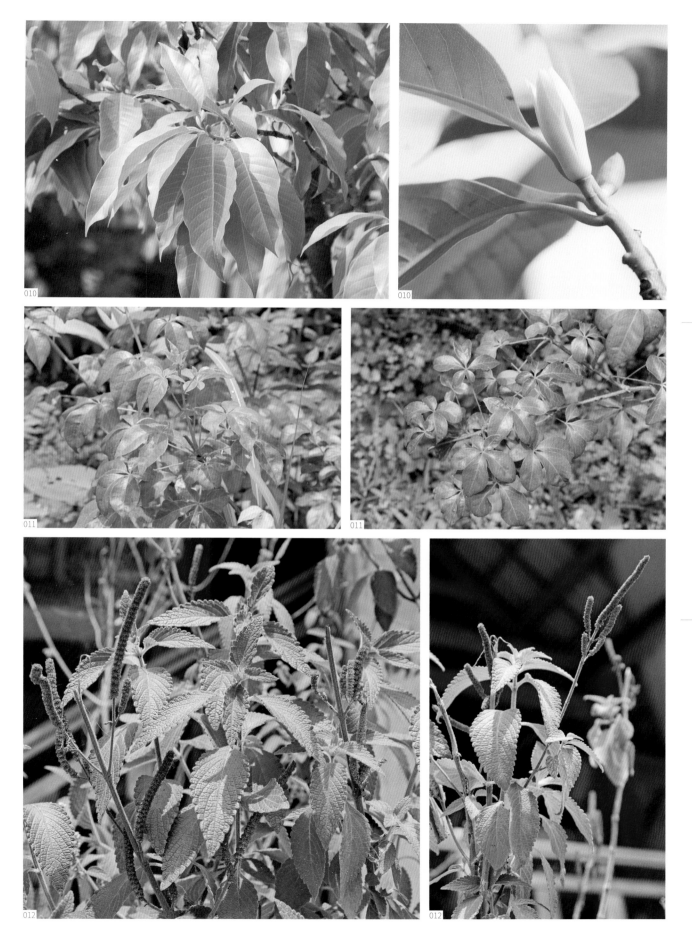

中文名

斑果藤
Stixis suaveolens

俗名：罗志藤、罗南

山柑科 Capparidaceae

傣名（音译）：嘿麻乱朗

（hei-ma-luan-lang）

傣文名：ၵၢၼ်ⵖⴰⵏⵈⴸⵤⴹⵊⵈⵕ

描述

功能：清火凉血，补水润肺，止咳平喘，补肾健体。

基源及主治：根、叶水煎服，用于咳嗽、咯血、哮喘；果水煎服，用于遗精、阳痿、肾虚、早泄。

中文名

斑茅
Saccharum arundinaceum

俗名：巴茅、红茅草

禾本科 Gramineae

傣名（音译）：先老

（xian-lao）

傣文名：ၵၢⴴⵗ ⵗⴹ

描述

功能：清热解毒，凉血止血。

基源及主治：根水煎服，用于急性肾炎、鼻出血、胃出血、热病烦渴、吐血、衄血、肺热喘急、胃热哕逆、淋病、小便不利、水肿、黄疸。

中文名

板蓝
Strobilanthes cusia

俗名：马蓝、板蓝根

爵床科 Acanthaceae

傣名（音译）：皇曼

（huang-man）

傣文名：ⵗⴴⵗⴹ ⵓⴷⵕ

描述

功能：清火退热，凉血解毒。

基源及主治：根水煎服，用于脑膜炎、急慢性肝炎、流行性腮腺炎、颌下淋巴结肿痛、骨髓炎等；茎、叶捣烂外敷，用于痔疮出血，高热不退。传统睡药疗法、坐药疗法均常使用。

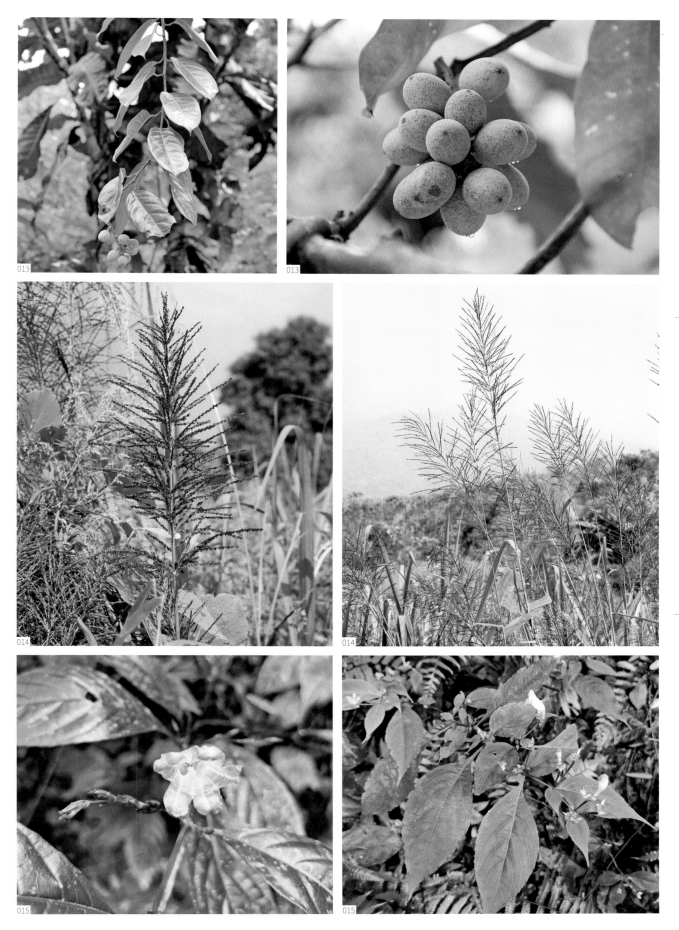

013

013

014

014

015

015

中文名

版纳省藤
Calamus nambariensis

俗名：藤蔑
棕榈科 Palmae
傣名（音译）：歪囡
（wai-nuai）
傣文名：ဢယူ၆ ၄ၑ၆

描述

功能：驱虫通淋，祛风止痛。

基源及主治：嫩茎水煎服，用于蛔虫、蛲虫、绦虫病，小便淋痛、齿痛等。

中文名

包疮叶
Maesa indica

俗名：小姑娘茶、两面青
紫金牛科 Myrsinaceae
傣名（音译）：帕罕
（pa-han）
傣文名：ဢၮ ၆ၑ

描述

功能：清火解毒，利明退黄，通调气血。

基源及主治：根、茎皮、叶水煎服，用于急性黄疸肝炎、小便热涩疼痛、产后乳汁不下、胃痛、高血压等；叶捣烂外敷，用于疔疮痈疖脓肿。

中文名

薄荷
Mentha haplocalyx

俗名：银丹草、夜息香
唇形科 Labiatae
傣名（音译）：荒嫩
（huang-nen）
傣文名：ဃၼၔ ၆ၒၔ

描述

功能：清火解毒，杀虫止痒。

基源及主治：全草，水煎服，用于风热感冒、头痛、目赤、咽喉肿痛等；捣汁外搽，用于小儿高热惊厥，疥癣疮毒、斑疹瘙痒。传统熏蒸疗法常使用。

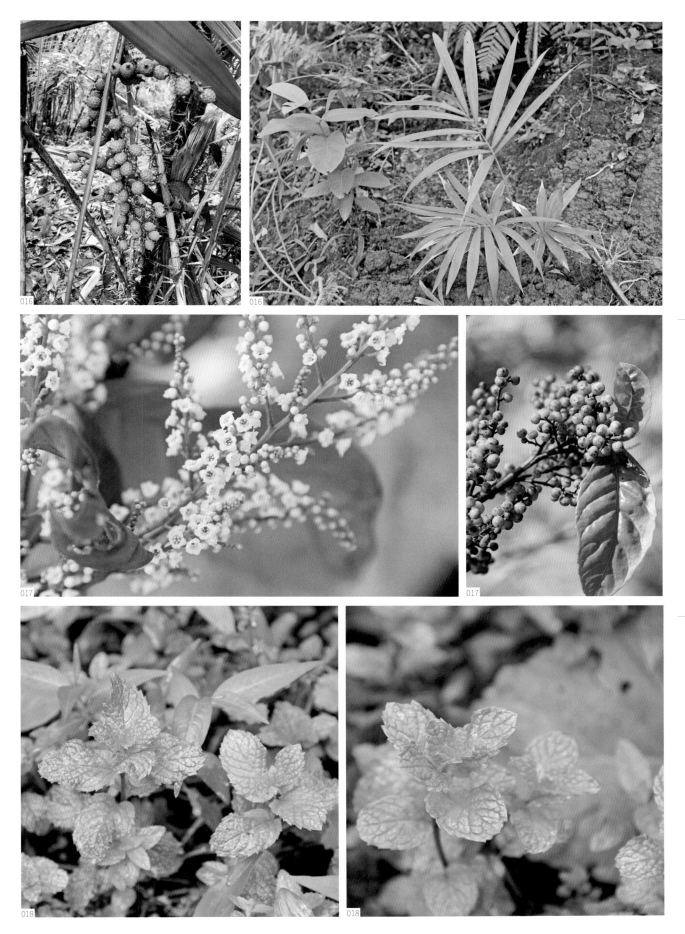

| 中文名 | 描述 |

报春石斛
Dendrobium primulinum

俗名：中黄草

兰科Orchidaceae

傣名（音译）：罗婻该勒

（luo-nan-gai-le）

傣文名：ɜ2ၭၕၟၣၤ

功能：益胃生津，滋阴清热。

基源及主治：全草水煎服，用于病后虚弱、口干烦躁、糖尿病、胃病、心血管系统及呼吸系统疾病。

| 中文名 | 描述 |

贝叶棕
Corypha umbraculifera

俗名：菜棕、行李叶椰子

棕榈科 Palmae

傣名（音译）：锅榔

（guo-lang）

傣文名：ကၜ လၥၣ

功能：通气活血，除风止痛。

基源及主治：叶泡酒内服，用于周身关节酸麻胀痛、屈伸不利、活动受限、风寒湿痹症等。

| 中文名 | 描述 |

笔管草
Equisetum ramosissimum

俗名：节节草、节节木贼

木贼科 Equisetaceae

傣名（音译）：芽棒吞

（ya-bang-tun）

傣文名：ပၱၔ ၯၤၕၳ ၣၤၔၕ

功能：清火解毒，利水消肿，排石利尿。

基源及主治：全草水煎服，用于水肿、小便热涩疼痛、尿路结石等。

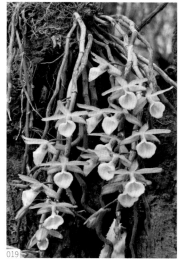
019

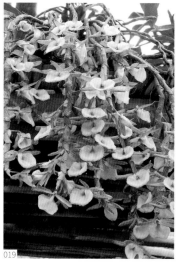
019

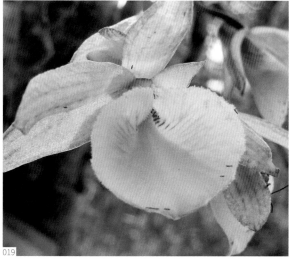
019

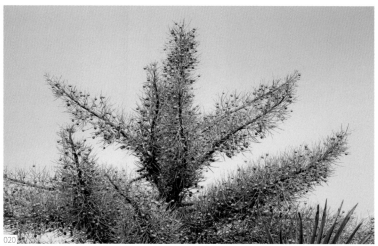
020

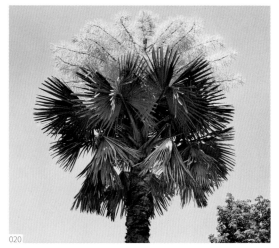
020

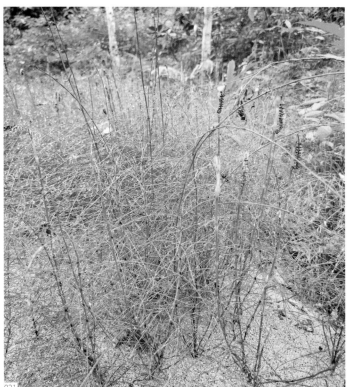
021

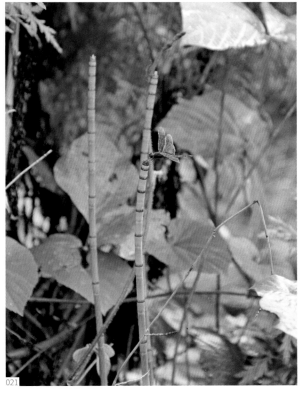
021

中文名

闭鞘姜
Costus speciosus

俗名：山冬笋、老妈妈拐棍

姜科 Zingiberaceae

傣名（音译）：嗯倒

（en-dao）

傣文名： လ၁ဒ်ၵ၉ ၆ၟ၆

描述

功能：清火解毒，消肿止痛，除风祛湿。

基源及主治：块茎，捣汁兑水内服，用于咽喉肿痛；捣汁滴耳，用于化脓性中耳炎；捣烂外敷，用于腮腺炎、颌下淋巴肿痛，冷风湿关节疼痛、屈伸不利，通风、类风湿炎、关节红肿疼痛；水煎服，用于急性肾炎水肿。

中文名

荜拔
Piper longum

俗名：蛤蒌

胡椒科 Piperaceae

傣名（音译）：里比

（li-bi）

傣文名：လ၉ ၂၆၆

描述

功能：温中散寒，祛风利湿，消肿止痛。

基源及主治：全草水煎服，用于胃肠寒痛、风寒咳嗽、水肿、疟疾、牙痛、风湿骨痛；根捣烂外敷，用于跌打损伤。

中文名

蓖麻
Ricinus communis

俗名：蓖麻子、大麻子

大戟科 Euphorbiaceae

傣名（音译）：麻哄黑

（ma-hong-hei）

傣文名：ဖ၁ၬ တၟၵၵ ၵၵၞ

描述

功能：清火解毒，定心安神，收敛止泻，凉血止血，解痉止痛，润肠通便。

基源及主治：根水煎服，用于头昏目眩、失眠多梦、腹痛腹泻、便血风湿性关节炎；叶捣烂外敷，用于肾囊肿大、疝气、颈椎酸痛；种子炒熟研粉温开水送服，用于便秘。

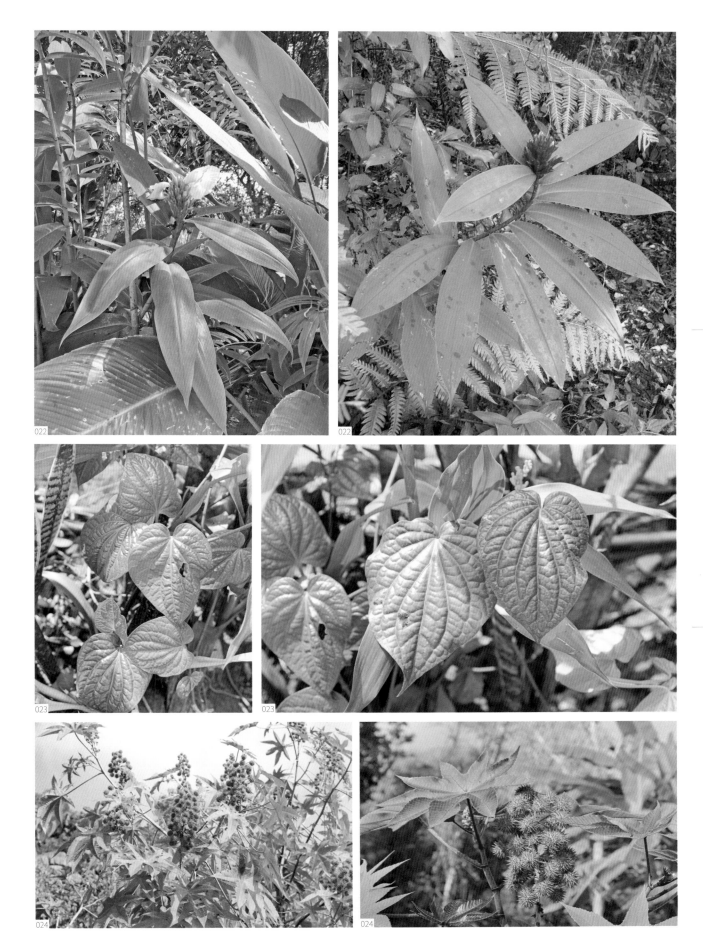

| 中文名 | 描述 |

槟榔青
Spondias pinnata

俗名：嘎哩啰

漆树科 Anacardiaceae

傣名（音译）：锅麻个

（guo-ma-ge）

傣文名：ოၔ ၛၣၮ ოၔၮၟၔ

功能：清火解毒，消肿止痛，止咳化痰，生肌敛疮。

基源及主治：茎皮，捣汁涂于患处，用于睾丸肿痛；捣烂外敷，用于皮癣；水煎浓汤内服，用于咳嗽、哮喘、百日咳。果捣烂开水冲服，用于心慌气短。

| 中文名 | 描述 |

冰糖草
Scoparia dulcis

俗名：野甘草

玄参科 Scrophulariaceae

傣名（音译）：芽亥补

（ya-hai-bu）

傣文名：ပၖၔ ၓၜၔ ၐᨲ

功能：清火解毒，消肿止痛，敛疮收口。

基源及主治：全草捣汁内服，用于咽喉肿痛、咳嗽不止；嫩茎叶捣烂塞于患牙处，用于牙痛、龋齿；全草捣烂加红糖外敷，用于腮腺炎、颌下淋巴结疼痛；根水煎服，用于小儿高热。

| 中文名 | 描述 |

波叶青牛胆
Tinospora crispa

俗名：青牛胆、绿苞藤

防己科 Menispermaceae

傣名（音译）：嘿柯罗

（hei-ke-luo）

傣文名：ၐᨡၑ ၛᨲ ოၔ

功能：利水消肿，除风止痛，舒筋活血。

基源及主治：根、茎、叶，捣烂外敷，用于风湿关节疼痛、跌打损伤；捣汁滴鼻，用于蚂蟥入鼻；水煎服，用于水肿，腰痛，风湿关节疼痛。传统包药疗法、拖擦药物疗法常使用。

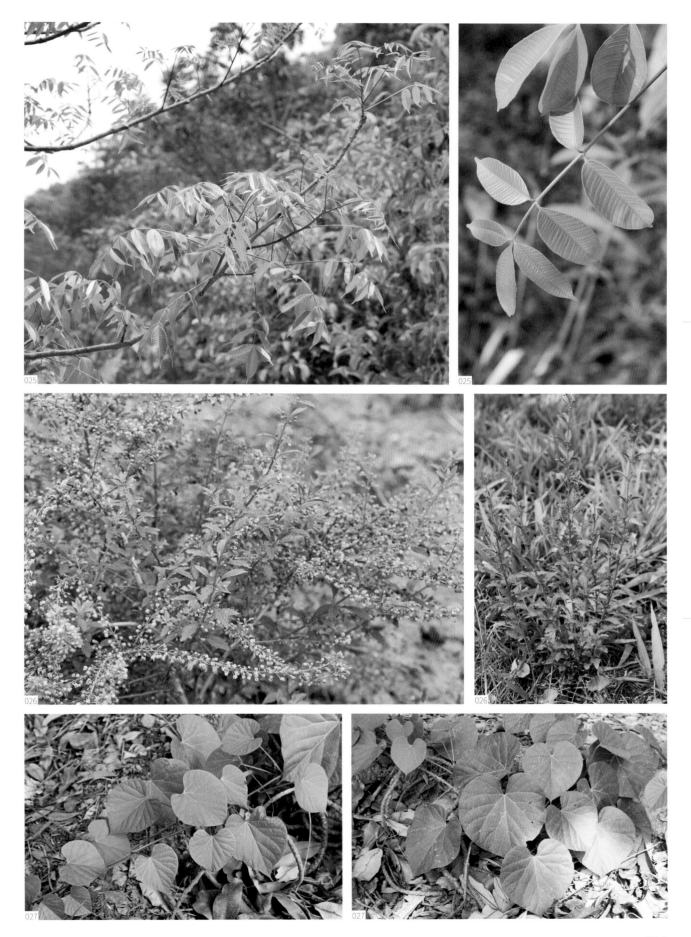

中文名	描述

菠萝蜜
Artocarpus heterophyllus

俗名: 蜜多罗、牛肚子果

桑科 Moraceae

傣名（音译）: 锅麻蜜

（guo-ma-mi）

傣文名: ᥙᥤ ᥖᥣᥒ ᥔᥤᥕ

功能: 利水下乳，清肝明目，消肿止痛。

基源及主治: 幼果炖肉食用，用于产后乳汁不下、缺乳；叶水煎外洗，用于皮炎、湿疹、止痒；叶煎煮后熏眼，用于视物不清；树汁适量外擦患处，用于疗疮痈疖脓肿、跌打损伤等。

中文名	描述

苍白称钩风
Diploclisia glaucescens

俗名: 蛇总管、追骨风

防己科 Menispermaceae

傣名（音译）: 锅沙里勐

（guo-sha-li-meng）

傣文名: ᥔ ᥝᥤᥖ ᥟᥒᥣᥒ ᥠᥛᥤᥖᥖ

功能: 清热解毒，祛风除湿。

基源及主治: 根水煎服，用于湿热骨痛、胆囊炎、尿路感染；藤茎捣烂外敷，用于毒蛇咬伤、风湿骨痛、风寒湿痹证、肢体关节酸痛、屈伸不利。

中文名	描述

草棉
Gossypium herbaceum

俗名: 陆地棉、小棉

锦葵科 Malvaceae

傣名（音译）: 果发

（guo-fa）

傣文名: ᥙᥤ ᥗᥣᥕ

功能: 清火解毒，利尿排石，止咳平喘，消肿止痛。

基源及主治: 根水煎服，用于小便热涩疼痛、尿路结石、咳嗽、哮喘；种子捣烂外敷，用于跌打损伤。

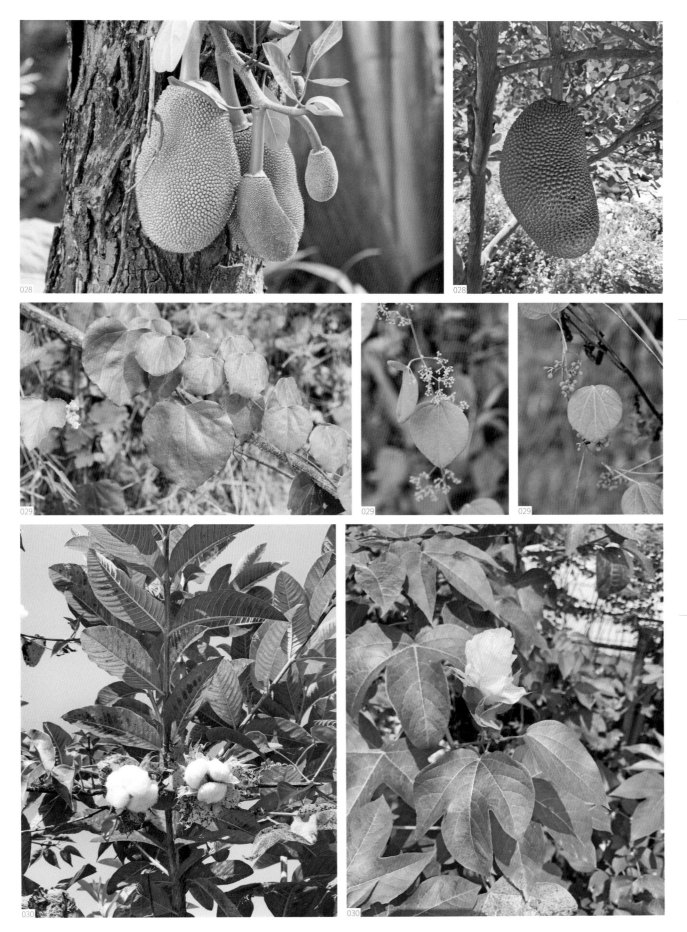

028

028

029

029

029

030

030

中文名

柴桂
Cinnamomum tamala

俗名：桂皮、三条筋

樟科 Lauraceae

傣名（音译）：埋中英龙
（mai-zhong-ying-long）

傣文名：ᨾᩱ᩶ ᨩᩥ᩠ᨦ ᩀᩥ᩠ᨦ ᩃᩨ᩠ᨦ

描述

功能： 驱寒止吐，除湿通经。

基源及主治： 茎皮水煎服，用于脾胃虚弱、食欲减退、脘腹冷痛，妇女产后血瘀腹痛、呕吐清水、心动过缓等。

中文名

潺槁木姜子
Litsea glutinosa

俗名：青胶木

樟科 Lauraceae

傣名（音译）：埋咪龙
（mai-mi-long）

傣文名：ᨾᩱ᩶ ᨾᩥ ᩃᩨ᩠ᨦ

描述

功能： 清火解毒，杀虫止痒，祛风除湿。

基源及主治： 根用水磨汁擦患处，用于疗疮痈疖脓肿；根或茎皮干品碾粉撒于患处，用于外伤出血；叶捣烂外敷，用于风寒湿痹证、肢体关节酸痛、屈伸不利。

中文名

翅荚决明
Cassia alata

俗名：对叶豆、翅叶槐

豆科 Leguminosae

傣名（音译）：芽拉闷龙
（ya-la-men-long）

傣文名：ᨿᩣ ᩃᩤ ᨾᩮᩬᩢ᩠ᨶ ᩃᩨ᩠ᨦ

描述

功能： 清热解毒，消肿止痛，杀虫止痒。

基源及主治： 根、叶捣汁外擦，用于足癣、汗斑、湿疹；叶水煎洗，用于皮肤疔疮、风疹、麻疹、水泡疥癣；种子水煎服，用于驱蛔虫。传统洗药疗法常使用。

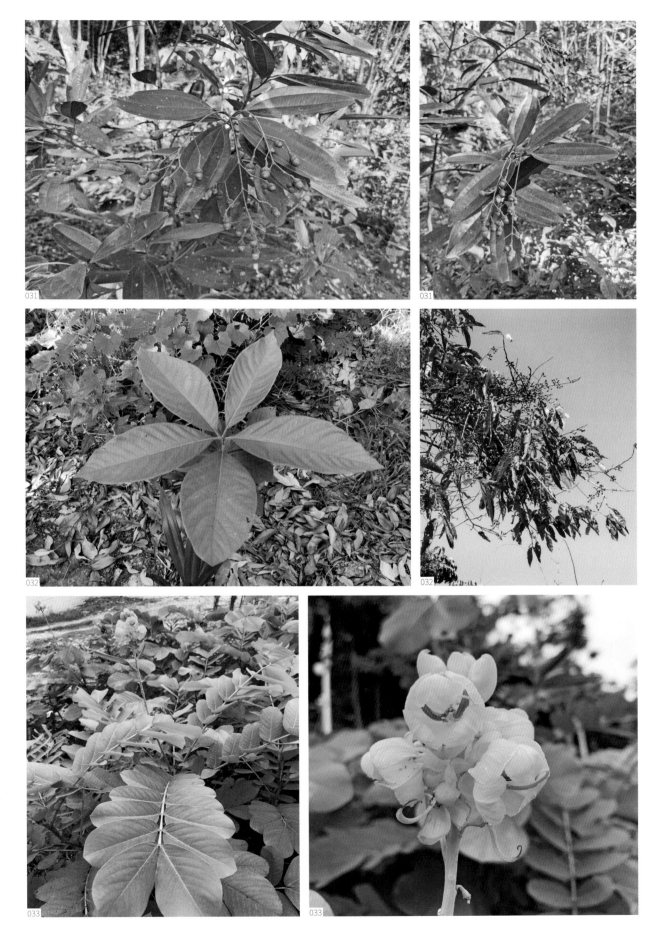

中文名

臭茉莉
Clerodendrum philippinum

俗名：白花臭牡丹、重瓣臭茉莉

马鞭草科 Verbenaceae

傣名（音译）：宾蒿

（bin-hao）

傣文名：ဘြီးၵ္ၵၣၮ

描述

功能：清火解毒，通乳下乳，行气消肿。

基源及主治：根、叶磨于米汤中内服，用于咽喉肿痛、口舌生疮；根、叶磨于水中内服并外擦，用于目赤红肿、看物不清；根水煎服，用于产后无乳、体弱多病，腹部肿痛。传统睡药疗法、熏蒸疗法、洗药疗法、拖擦药物疗法常使用。

中文名

臭牡丹
Clerodendrum bungei

俗名：臭枫草、粉花臭牡丹

马鞭草科 Verbenaceae

傣名（音译）：宾修

（bin-xiu）

傣文名：ဘြီးၵ္ၵၣၣ

描述

功能：清热解毒，消肿止痛，祛风止痒。

基源及主治：根水煎服，用于风湿性关节炎、腰腿疼痛、脚气水肿；根、茎皮、叶水煎洗，用于热痱子、手足癣、湿疹、麻疹、风疹。

中文名

川楝
Melia toosendan

俗名：苦楝子果、金铃子

楝科 Meliaceae

傣名（音译）：锅哼

（guo-heng）

傣文名：တ္ၵ ၵၵၣၤ

描述

功能：清热解毒，杀虫止痒。

基源及主治：茎皮煎水洗，用于癣疥、脚气、各类瘙痒等；果水煎服，打蛔虫。

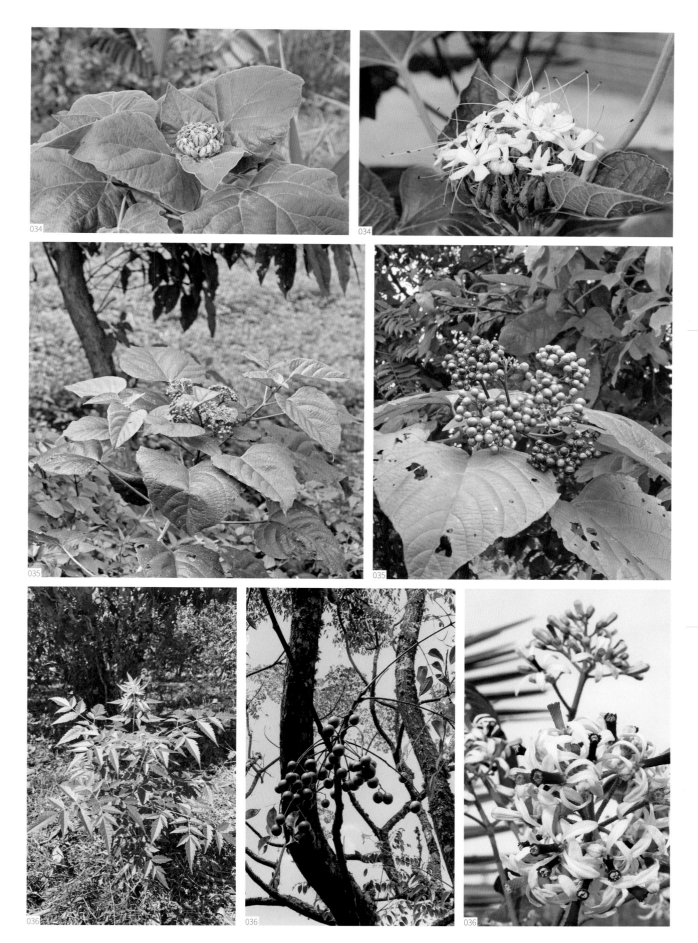

中文名

穿鞘菝葜
Smilax perfoliata

俗名：九牛力

菝葜科 Smilacaceae

傣名（音译）：嘿烈喵

（hei-lie-miao）

傣文名：ကြိၵ်လျၢၼ်ၼၣ်

描述

功能：清热解毒，消肿止痛。

基源及主治：根水煎服，用于肠胃炎；叶捣烂外敷，用于恶疮、牛皮癣。

中文名

穿心莲
Andrographis paniculata

俗名：苦胆草、万病仙草

爵床科 Acanthaceae

傣名（音译）：芽烘比

（ya-hong-bi）

傣文名：ယႃး ၼူၵ်ႉ ပီၵ်ႈ တႃ ၸၼ်ႈ

描述

功能：清热解毒，凉血消肿。

基源及主治：全草水煎服，用于细菌性痢疾、支气管炎、肺炎、百日咳、咽喉炎。

中文名

垂序商陆
Phytolacca americana

俗名：美商陆、洋商陆

商陆科 Phytolaccaceae

傣名（音译）：芽贺波

（ya-he-bo）

傣文名：ယႃး ႁူဝ် ပူဝ်ႇ

描述

功能：利水消肿、解毒散结。

基源及主治：根水煎服，用于肾炎水肿、肝硬化腹水、胸腹积水、痈肿、白带不止、催吐；茎叶捣烂外敷或煎水洗，用于脚气、疔疮肿毒等。

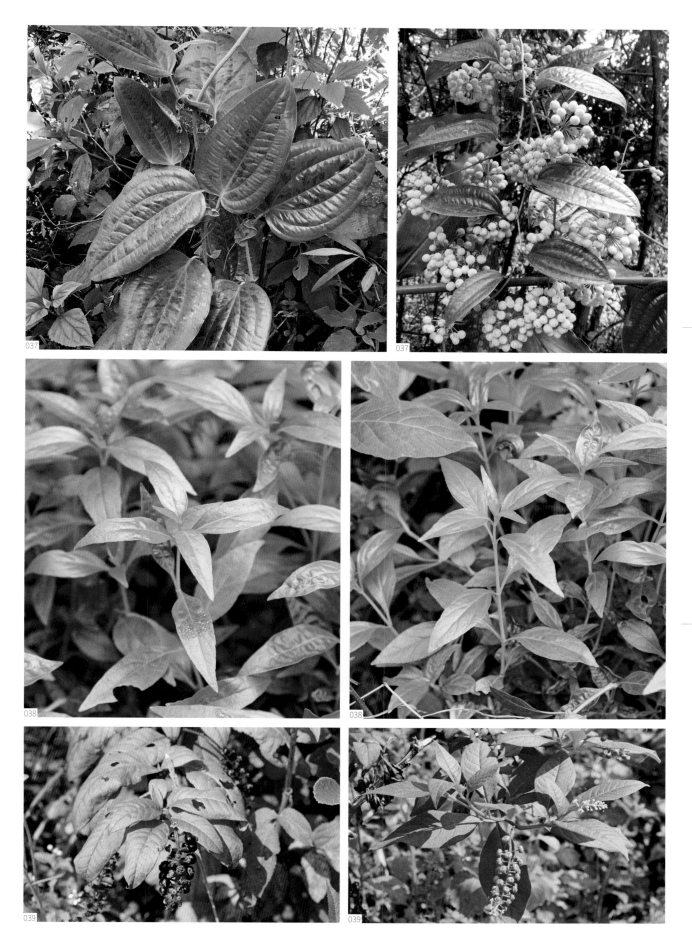

中文名

刺芹
Eryngium foetidum

俗名：大芫荽、缅芫荽

伞形科 Umbellieferae

傣名（音译）：帕崩勐芒

（pa-beng-meng-mang）

傣文名：ဏၢ ၂၄ဃၡ ၡႄၹၟၡ ၂ၢၟၞၔ

描述

功能：清热解毒，行气消肿。

基源及主治：全草水煎服，用于消化不良、肠炎、腹泻、感冒、气管炎；根捣烂外敷，用于毒蛇咬伤。

中文名

刺天茄
Solanum indicum

俗名：苦天茄、鸡刺子

茄科 Solanaceae

傣名（音译）：

麻王盖（ma-wang-gai）

傣文名：ၐႃၡ ဂၢ၀ၡၠၡ ၒၢ ၌ၵၵ

描述

功能：清热解毒，除风活血，消肿止痛。

基源及主治：果实水煎服，用于扁桃体炎、咽喉炎、胃痛、牙痛、风湿疼痛、便秘；茎、叶捣汁外擦，用于寒、热头痛。

中文名

刺通草
Trevesia palmata

俗名：天罗伞、桄树

五加科 Araliaceae

傣名（音译）：锅当哇

（guo-dang-wa）

傣文名：ၐၢၡၡၔ ၀ၢၡ

描述

功能：祛风活血，消肿止痛。

基源及主治：根、茎髓心水煎服或泡酒内服，用于跌打损伤、扭伤、劳伤、手足麻木、腰膝疼痛、四肢无力。

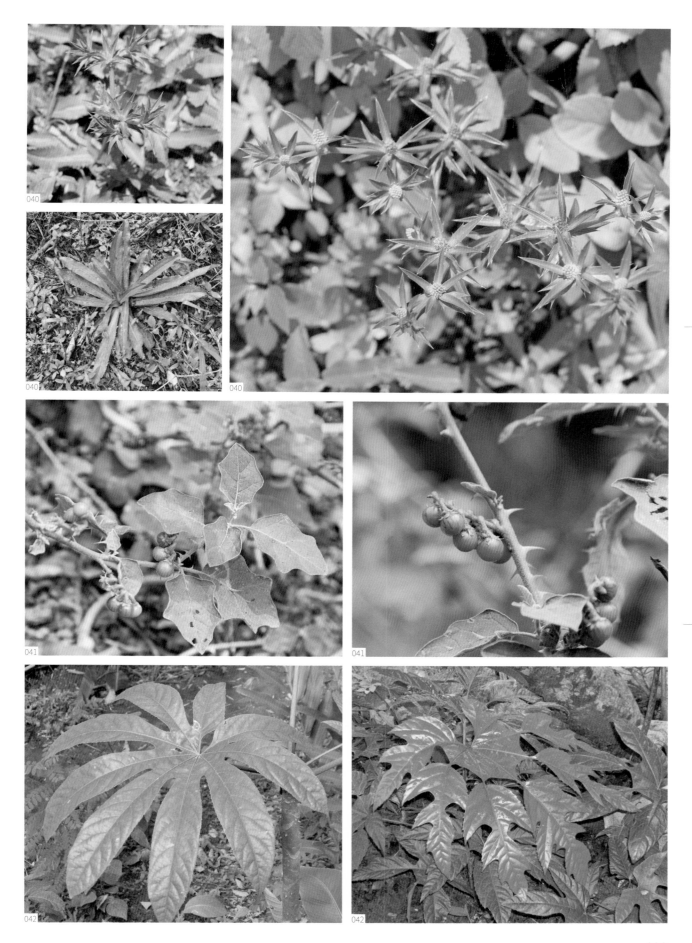

中文名

刺苋
Amaranthus spinosus

俗名：刺苋菜、野苋菜

苋科 Amaranthaceae

傣名（音译）：帕哄亮

（pa-hong-liang）

傣文名：ᨷᩣᨦᩉᩬᨦ

描述

功能：凉血止血，清利湿热，解毒消痈。

基源及主治：根水煎服，用于痢疾、咽喉痛、胆结石、毒蛇咬伤；枝叶烧灰研末涂于患处，用于牙龈糜烂出血；全草水煎加盐洗患处，用于湿疹。

中文名

刺芋
Lasia spinosa

俗名：水茨菇、刺芋菜

天南星科 Araceae

傣名（音译）：帕郎

（pa-lang）

傣文名：ᨷᩣᨦ ᩃᩣᨦ

描述

功能：消炎止痛，健胃消食。

基源及主治：根水煎服，用于慢性胃炎、消化不良、风湿性关节炎；根捣烂外敷，用于毒蛇咬伤、淋巴腺炎、淋巴结结核。

中文名

葱
Allium fistulosum

俗名：大葱

百合科 Liliaceae

傣名（音译）：帕波

（pa-bo）

傣文名：ᨷᩣᨦ ᨷᩰᩬ

描述

功能：发汗消风，通气止痛，催乳利水，消肿止血，解毒止痒。

基源及主治：葱白水煎服，用于感冒咳嗽、鼻阻流涕；葱白捣汁滴鼻，用于婴儿鼻阻不能吸乳；葱白配田螺肉捣烂混匀加热外敷，用于小便不通、小腹急胀；叶切细加松香炒热外敷，用于跌打损伤。

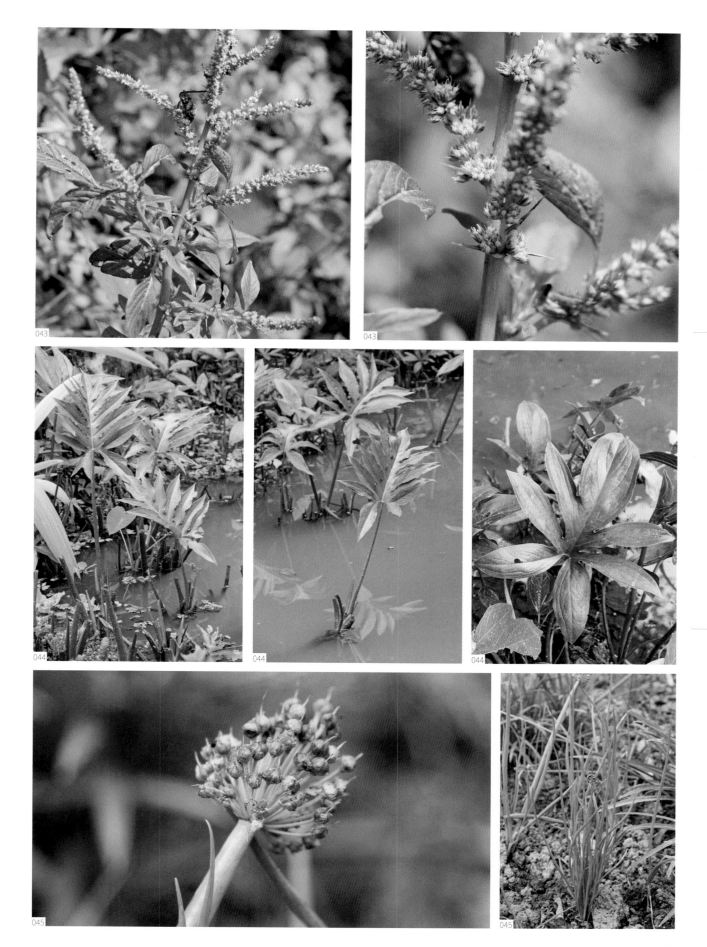

中文名

粗糠柴
Mallotus philippensis

俗名：红果果、香桂树

大戟科Euphorbiaceae

傣名（音译）：埋哈召

（mai-ha-zhao）

傣文名：ᦺᦙᧉᦠᦱᧉ

描述

功能：清热利湿，除风杀虫。

基源及主治：根水煎服，用于急慢性痢疾、咽喉肿痛、尿频、尿急、尿痛；成熟果水煎服，用于驱虫。

中文名

粗叶木
Lasianthus chinensis

俗名：鸡屎木

茜草科 Rubiaceae

傣名（音译）：扁少火

（bian-shao-huo）

傣文名：ᦶᦔᧃᦋᦱᧁᦺᦡᧈ

描述

功能：补肾活血，祛风止痛，活血化瘀。

基源及主治：根、茎水煎服，用于月子病所致贫血、饮食不佳、形瘦体弱、头晕目眩、面色苍白、缺乳、乳汁清稀，月经不调、痛经，早泄阳痿；叶水煎服，用于黄疸病。

中文名

粗叶榕
Ficus hirta

俗名：粗毛榕、五指毛桃

桑科 Moraceae

傣名（音译）：锅麻芽豪

（guo-ma-ya-hao）

傣文名：ᦂᦸᧈ ᦙᦱᧅ ᦍᦱᧈ ᦠᦱᧁ

描述

功能：健脾补肺，行气利湿，舒筋活络。

基源及主治：根水煎服，用于急性黄疸型肝炎、慢性肝炎、肺痨咳嗽、盗汗、风湿痹痛、白带、食少无力等。

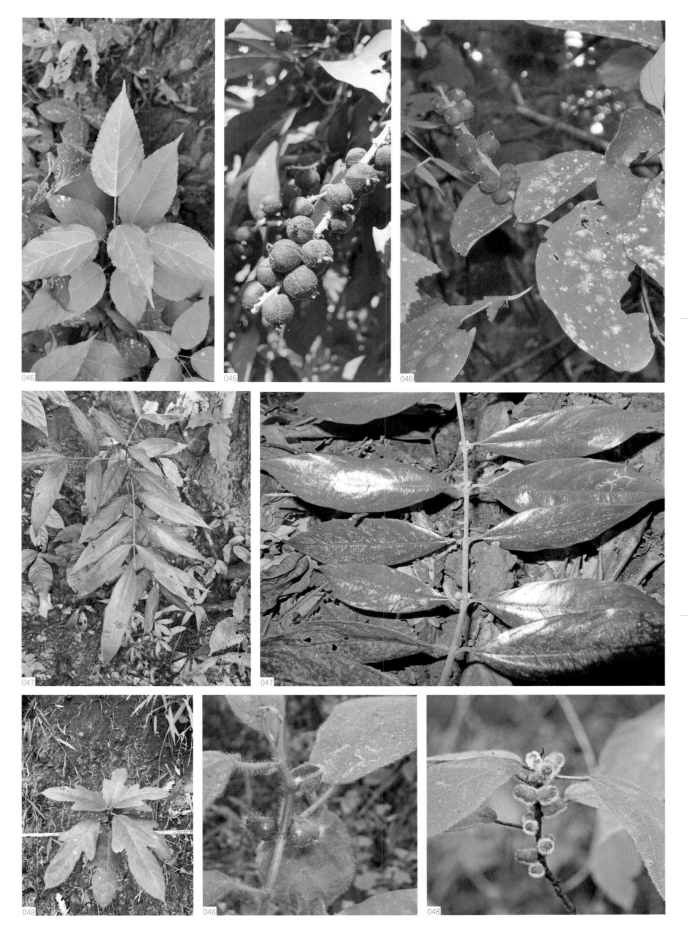

中文名

长柄山姜
Alpinia kwangsiensis

俗名：风姜
姜科 Zingiberaceae
傣名（音译）：贺嘎
（he-ga）
傣文名：ဧက ၈ာ

描述

功能：祛风散寒，通气止痛，健胃消食。

基源及主治：块茎水煎服，用于胃寒脘腹冷痛、心腹绞痛如剧、两胁支满、烦闷不可忍、呕吐泄泻、反胃、食滞、瘴疟等。

中文名

长春花
Catharanthus roseus

俗名：日日春、雁来红
夹竹桃科 Apocynaceae
傣名（音译）：芽波顿
（ya-bo-dun）
傣文名：ဗာၶၔဒ်ၵၞတၟၡၔ

描述

功能：清热解毒，凉血降压，镇静安神。

基源及主治：根经过干燥炮制后水煎服，用于高血压、恶性肿瘤、头晕、失眠、水肿、小便不利等。叶捣烂外敷，用于烧烫伤、痈疮肿痛。

中文名

长管假茉莉
Clerodendrum indicum

俗名：长管大长青、疟疾草
马鞭草科 Verbenaceae
傣名（音译）：芽引转
（ya-yin-zhuan）
傣文名：ဗာၔ ဃၙၧ ၣၔၠၢ

描述

功能：清火解毒，祛风利水，通气止痛。

基源及主治：根水煎服，用于疟疾、腹痛腹泻、赤白下痢、风湿热痹证、肢体关节红肿热痛、屈伸不利、食物中毒；根磨于米汤中内服，用于全身水肿、尿少；叶烘烤熟后水煎服，用于小便热涩疼痛、尿路结石；叶捣烂外敷，用于咽喉肿痛、腮腺炎、颔下淋巴结肿痛、疔疮痛疖脓肿、乳痈等。

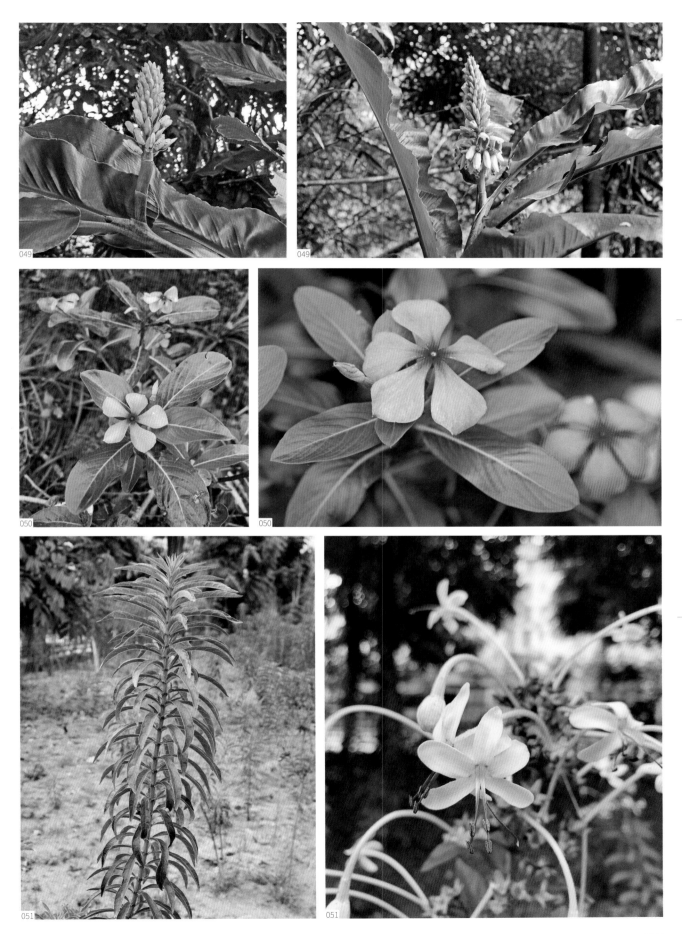

052

长柱山丹
Duperrea pavettaefolia

茜草科 Rubiaceae
傣名（音译）：叫勐远
（jiao-meng-yuan）
傣文名：ᦶᦡᦊᧈ ᦟᧄᦖᦲᧄ ᦶᦡᧇ

功能：清火解毒，调补水血，安神养心。

基源及主治：根水煎服，用于月经不调、痛经、闭经、通乳、下乳、月子病；嫩茎叶烘烤后泡水喝，专用于妇女滋阴养颜，调理内分泌失调等。

053

大百部
Stemona tuberosa

俗名：对叶百部、九重根
百部科 Stemonaceae
傣名（音译）：芽婻光
（ya-nan-guang）
傣文名：ᦊᦱᧈ ᦓᦱᧂ ᦂᦚᧂ

功能：补水润肺，化痰止咳。

基源及主治：根水煎服，用于咳嗽、哮喘、肺结核、小儿百日咳；根、茎水煎外洗，用于疔疮涌疖脓肿、皮肤红疹瘙痒、脚癣、脚气等。

054

大胡椒
Pothomorphe subpeltata

俗名：树胡椒
胡椒科 Piperaceae
傣名（音译）：沙干顿
（sha-gan-dun）
傣文名：ᦉ ᦂᦱᧃᧈ ᦑᦳᧃᧉ

功能：化痰止咳，消肿止痛。

基源及主治：根水煎服，用于消化不良、胃寒咳嗽、风湿骨痛；叶水煎服，用于腹泻、呕吐、溃疡等。传统睡药疗法常使用。

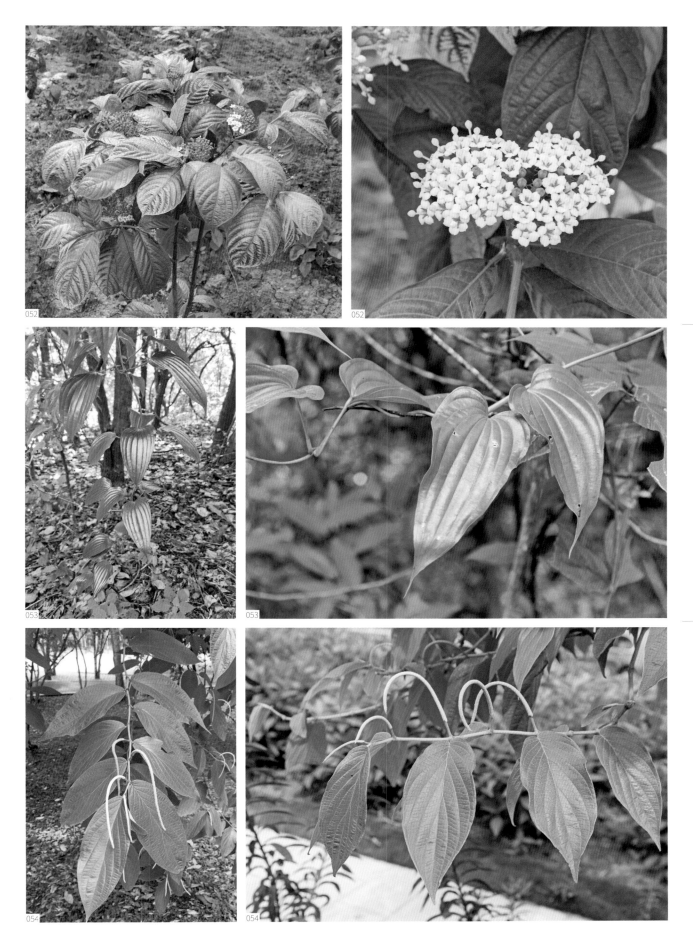

中文名

大叶斑鸠菊
Vernonia volkameriifolia

俗名：大叶鸡菊花

菊科 Compositae

傣名（音译）：娜怕龙

（na-pa-long）

傣文名：ကွာၱ ၼ: Ɛၺၐ

描述

功能：利水化石，祛风止痛。

基源及主治：根水煎服，用于尿路结石、尿频、尿急、尿痛、产后头晕头痛、虚弱无力；茎、叶捣烂外敷，用于肢体关节红肿疼痛、活动受限、屈伸不利。

中文名

大叶茶
Camellia sinensis

俗名：普洱茶

山茶科 Theaceae

傣名（音译）：腊龙

（la-long）

傣文名： လၥɛ Ɛၺၐ

描述

功能：清火滋水，收涩止泻。

基源及主治：根、叶水煎服，用于腹痛腹泻、食物中毒、药物中毒、中暑；叶煎水洗，用于疗疮脓肿。传统熏蒸疗法常使用。

中文名

大叶钩藤
Uncaria macrophylla

俗名：双钩藤

茜草科 Rubiaceae

傣名（音译）：嘿火些

（hei-huo-xie）

傣文名：ၐၮ ၑᵕ ၐၐၐ

描述

功能：清火解毒，消肿止痛，祛风通气。

基源及主治：根、带钩茎枝、泡酒内服或捣烂外敷，用于风湿热痹证、肢体关节红肿热痛、屈伸不利；带钩茎枝水煎服，用于头目胀痛、高血压、高血脂。

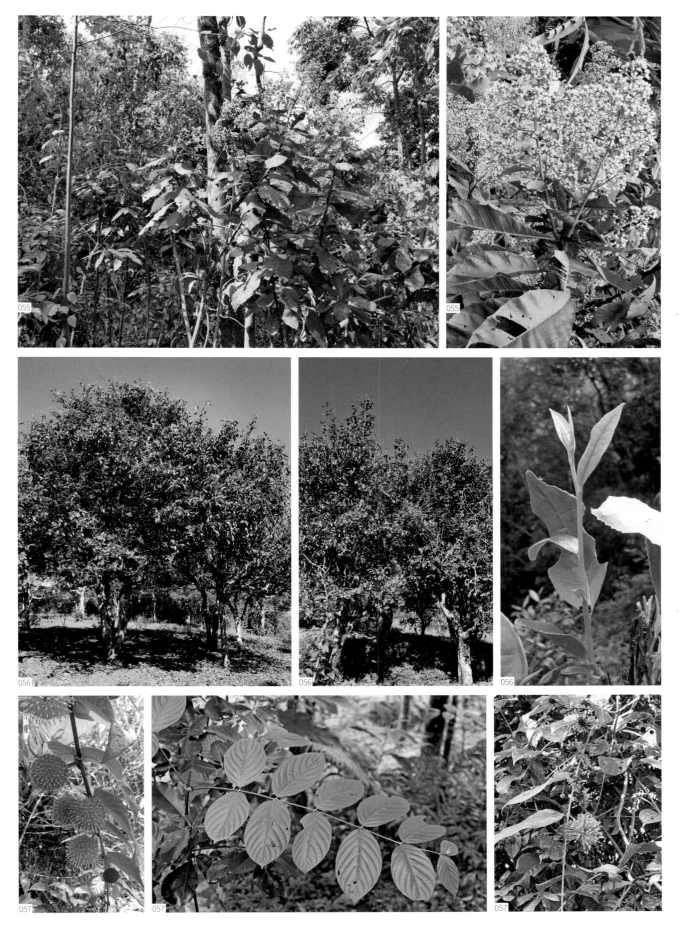

058

中文名

大叶火筒树

Leea macrophylla

俗名：全缘叶火筒树、象耳树

葡萄科 Vitaceae

傣名（音译）：

摆端哼（bai-duan-heng）

傣文名：ᨷᩱ ᨴ᩠ᩅᩁ ᩉᩮ᩠ᨦ

描述

功能：散淤活血，消肿止痛。

基源及主治：干燥叶研末外敷，用于跌打淤肿；鲜叶捣烂外敷，用于奶汁淤塞不通、腮腺炎、外伤疮疡肿廊。

059

中文名

大叶木兰

Magnolia rostrata

俗名：长喙厚朴、大香叶树

木兰科 Magnoliaceae

傣名（音译）：锅冬化

（guo-dong-hua）

傣文名：ᨠ᩠ᩅᩫ ᨴ᩠ᩅᩁ ᩉ᩠ᩅᩣ

描述

功能：利水化石，通便止咳。

基源及主治：茎皮水煎服，用于消化不良、妇胀、便秘、哮喘。

060

中文名

大叶千斤拔

Flemingia macrophylla

俗名：夹眼皮、大力黄

豆科 Leguminosae

傣名（音译）：嘎三比龙

（ga-san-bi-long）

傣文名：ᨣᩤ ᩈᩣ᩠ᨾ ᨷᩦ ᩃ᩠ᩅᨦ

描述

功能：消食化积，收敛止泻，强筋健骨。

基源及主治：根水煎服或泡酒内服，用于肾虚、风湿骨痛、腰肌劳损、腹痛、腹泻、消化不良、产后体弱多病、月经不调。

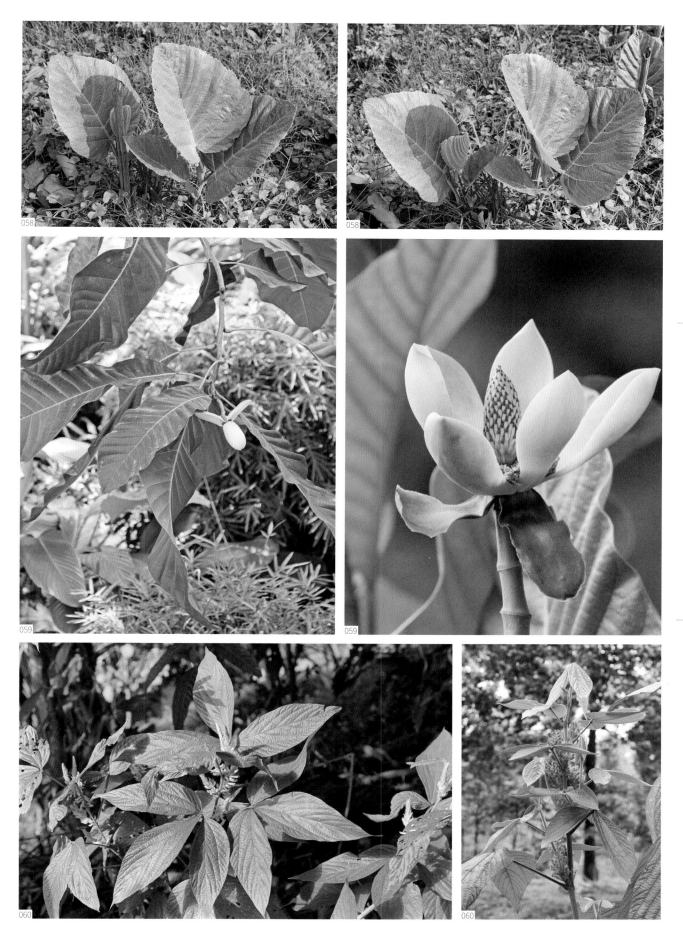

058

058

059

059

060

060

061

中文名

大叶藤黄

Garcinia xanthochymus

俗名：歪屁股果、岭南倒捻子

藤黄科 Guttiferae

傣名（音译）：锅麻啦（guo-ma-la）

傣文名：[illegible]

描述

功能：驱虫杀虫，消炎解毒。

基源及主治：茎、叶捣汁，内服用于驱虫；滴鼻用于蚂蟥入鼻，外涂用于蚊虫、毒蛇毒叮咬。

062

中文名

大叶仙茅

Curculigo capitulata

俗名：仙茅、猴子背巾叶

石蒜科 Amaryllidaceae

傣名（音译）：帕借玉窝（pa-jie-yu-wo）

傣文名：[illegible]

描述

功能：润肺化痰，止咳平喘，补肾固精。

基源及主治：根水煎服，用于补虚、调经、祛风湿、耳鸣、阳痿；根捣烂外敷，用于毒蛇咬伤。

063

中文名

大猪屎豆

Crotalaria assamica

俗名：大狗响铃、大猪屎青

豆科 Leguminosae

傣名（音译）：芽夯喃（ya-han-nan）

傣文名：[illegible]

描述

功能：祛风除湿、消肿止痛。

基源及主治：根水煎服，用于急肝炎浮肿、小儿消化不良、肾炎水肿、风湿骨痛、膀胱炎、尿道炎；种子炒后水煎服，用于年久咳嗽。

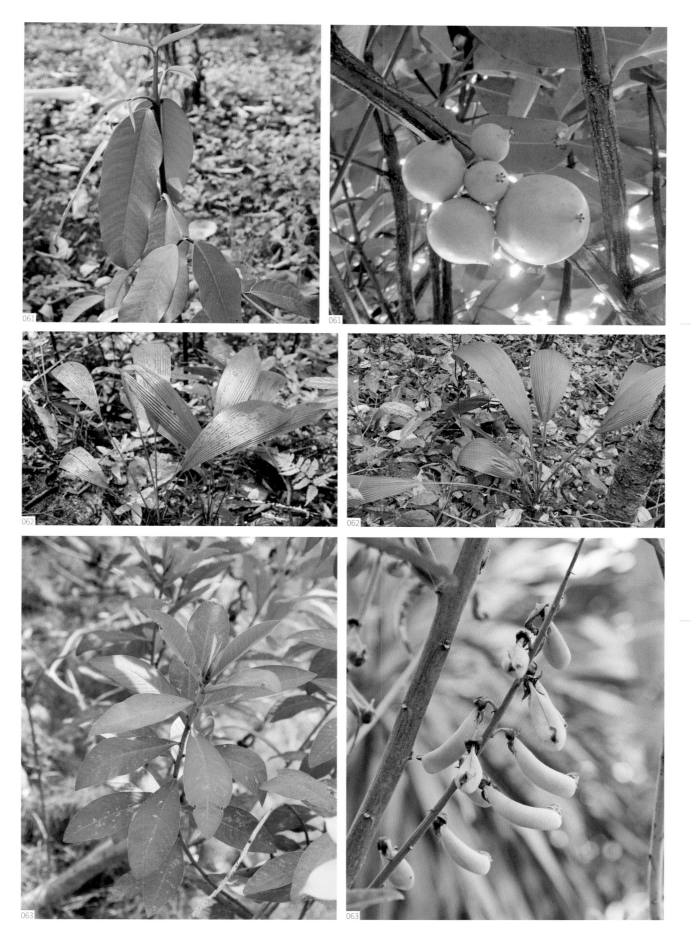

中文名

大籽筋骨草
Ajuga macrosperma

俗名： 散血草

唇形科 Labiatae

傣名（音译）： 芽引龙

（ya-yin-long）

傣文名： ပ၁၆ ဟၵ၃ Ⴎၵၡ

描述

功能：祛风除湿，消肿止痛。

基源及主治：捣烂外敷，用于外伤淤青、散血；水煎服并捣烂外敷，用于风湿热痹证、肢体关节红肿热痛、屈伸不利。

中文名

当归藤
Embelia parviflora

俗名： 小花酸藤子

报春花科 Primulaceae

傣名（音译）： 故罕

（gu-han）

傣文名： ოკၣၬ ၆၅

描述

功能：散瘀活血，祛风除湿，舒筋活络。

基源及主治：根水煎服，用于月经不调、白带、萎黄病、不孕症等；根捣烂外敷，用于腰腿酸痛、接骨、风寒湿痹证、肢体关节酸痛。传统包药疗法常使用。

中文名

倒心盾翅藤
Aspidopterys obcordata

俗名： 盾翅藤

金虎尾科 Malpighiaceae

傣名（音译）： 嘿盖贯

（hei-gai-guan）

傣文名： ၈၆၉ ၁ოၬ ოႜၡၔ

描述

功能：清火解毒，利水排石。

基源及主治：茎、叶水煎服，用于水肿、小便热涩疼痛、尿血。

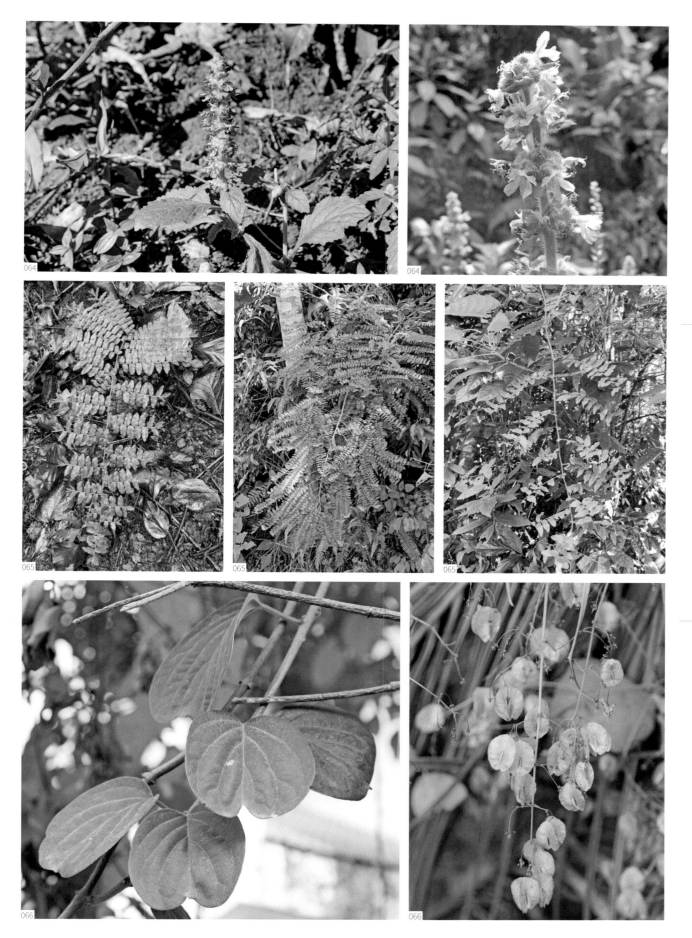

067

中文名

地不容

Stephania epigaea

俗名：山乌龟、金不换

防己科 Menispermaceae

傣名（音译）：波波罕

（bo-bo-han）

傣文名：[illegible]

描述

功能：清火解毒，除风利湿，止痛安神。

基源及主治：球根捣烂外敷，用于风湿关节疼痛、肌肉酸痛、腮腺炎、疔疖肿毒、毒蛇咬伤等；球根水煎服，用于外感咳嗽、咽喉肿痛、口舌生疮、呕吐腹泻、痢疾、胃痛、失眠多梦等。

068

中文名

地桃花

Urena lobata

俗名：肖梵天花、红孩儿

锦葵科 Malvaceae

傣名（音译）：芽罕满罗索

（ya-han-man-luo-suo）

傣文名：[illegible]

描述

功能：祛风利湿，清热解毒。

基源及主治：根水煎服，用于感冒、风湿、肠炎、痢疾等；茎叶捣烂外敷，用于毒蛇咬伤。

069

中文名

地涌金莲

Musella lasiocarpa

俗名：千瓣莲花、地金莲

芭蕉科 Musaceae

傣名（音译）：桂罗波

（gui-luo-bo）

傣文名：[illegible]

描述

功能：收敛止血，清火解毒。

基源及主治：茎捣汁内服，用于酒醉及草乌中毒；花水煎服，用于白带、红崩、大肠下血。

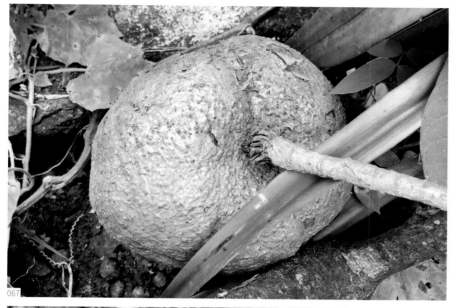

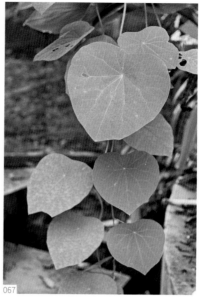

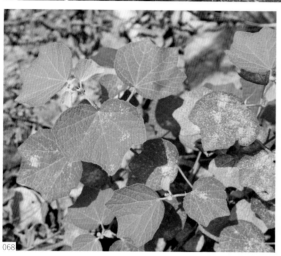

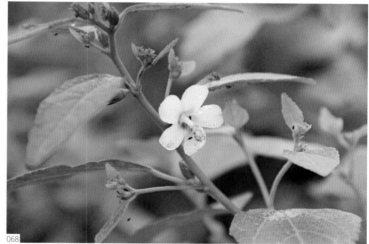

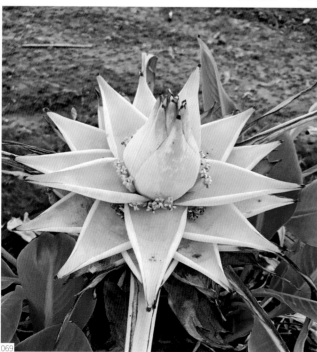

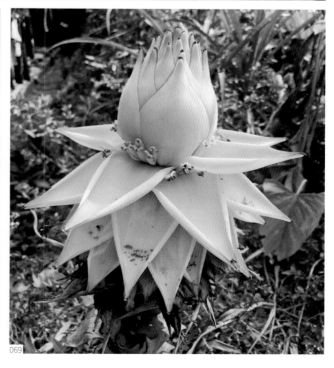

中文名

滇南美登木
Maytenus austroyunnanensis

俗名：美登木
卫矛科 Celastraceae
傣名（音译）：埋丁郎
（mai-ding-lang）
傣文名：ဒ္ရွေ ၈ထၣ ၵၞၟၒ

描述

功能：清火解毒，消肿止痛。

基源及主治：茎、叶水煎服，用于腹部包块、肝硬化腹水、咳嗽痰多、咽喉肿痛、口舌生疮、产后诸疾。

中文名

滇南天门冬
Asparagus subscandens

俗名：天冬、古冬根、傣百部
百合科 Liliaceae
傣名（音译）：几龙累
（ji-long-lei）
傣文名：၌ ၸ ၜၦၕၣ ၠၠ

描述

功能：清火解毒，补水润肺，止咳化痰，利尿止痛。

基源及主治：根水煎服，用于咳嗽痰多、咽喉肿痛、小便热涩疼痛、头昏目眩。

中文名

滇重楼
Paris polyphylla

俗名：七叶一枝花
延龄草科 Triliaceae
傣名（音译）：芽赶庄
（ya-gan-zhuang）
傣文名：ၯၠၔၕ ၈ထၣ ၒၦၕၣ

描述

功能：清火解毒，消肿止痛，通气活血。

基源及主治：块茎，与畜禽肉炖服，用于体弱多病、头晕目眩、周身酸痛麻木、乏力气短、面色苍白；捣烂外敷，用于颌下淋巴结疼痛、跌打损伤、水火烫伤；水煎服，用于月经不调、月经先后不定期、经量少；干燥研末温水送服，用于口舌生疮、咽喉肿痛、化脓。传统包药疗法常使用。

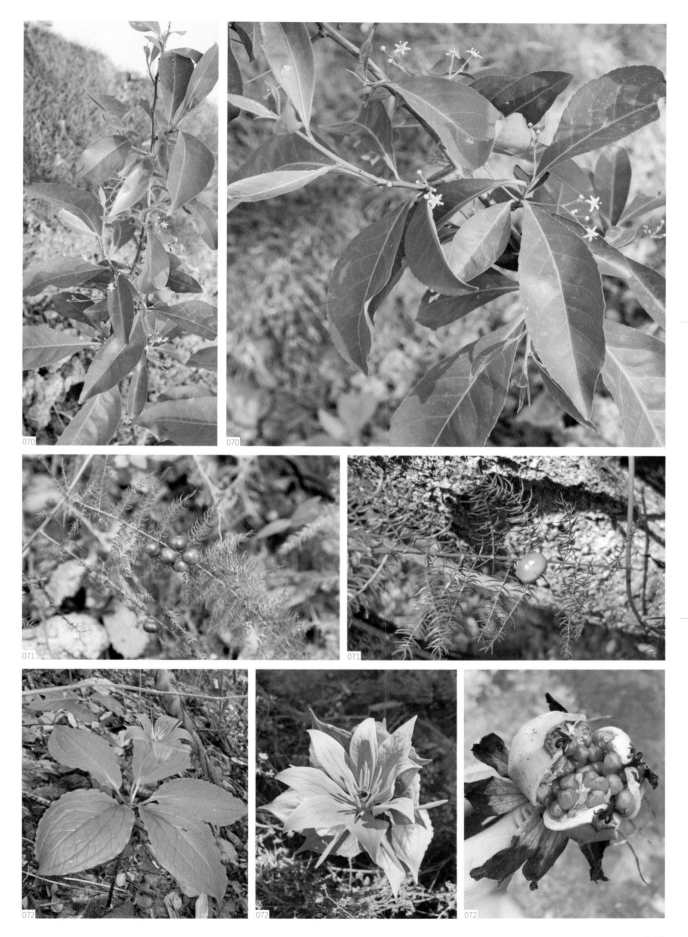

073

中文名

定心藤

Mappianthus iodoides

俗名：甜果藤、黄九牛

茶茱萸科 Icacinaceae

傣名（音译）：邓嘿罕

（deng-hei-han）

傣文名：[illegible]

描述

功能：清火安神，利胆退黄，通气活血。

基源及主治：藤茎，磨汁内服，用于心慌心悸；水煎服，用于小便热涩疼痛、黄疸；捣烂外敷或泡酒擦，用于跌打损伤、骨折、风湿热痹证、肢体关节红肿热痛、屈伸不利。

074

中文名

兜唇石斛

Dendrobium aphyllum

俗名：水草石斛、天宫石斛

兰科 Orchidaceae

傣名（音译）：罗婻该罕囡

（luo-nan-gai-han-nan）

傣文名：[illegible]

描述

功能：益胃生津，滋阴清热。

基源及主治：全草水煎服，用于病后虚弱、口干烦躁、糖尿病、胃病、心血管系统及呼吸系统疾病。

075

中文名

杜茎山

Maesa japonica

俗名：白花茶、金砂根

紫金牛科 Myrsinaceae

傣名（音译）：芽甲满

（ya-jia-man）

傣文名：[illegible]

描述

功能：祛风解毒，消肿止痛。

基源及主治：根水煎服，用于头痛、心烦口渴、水肿、眩晕；叶捣烂外敷，用于跌打损伤、骨折、外伤出血。

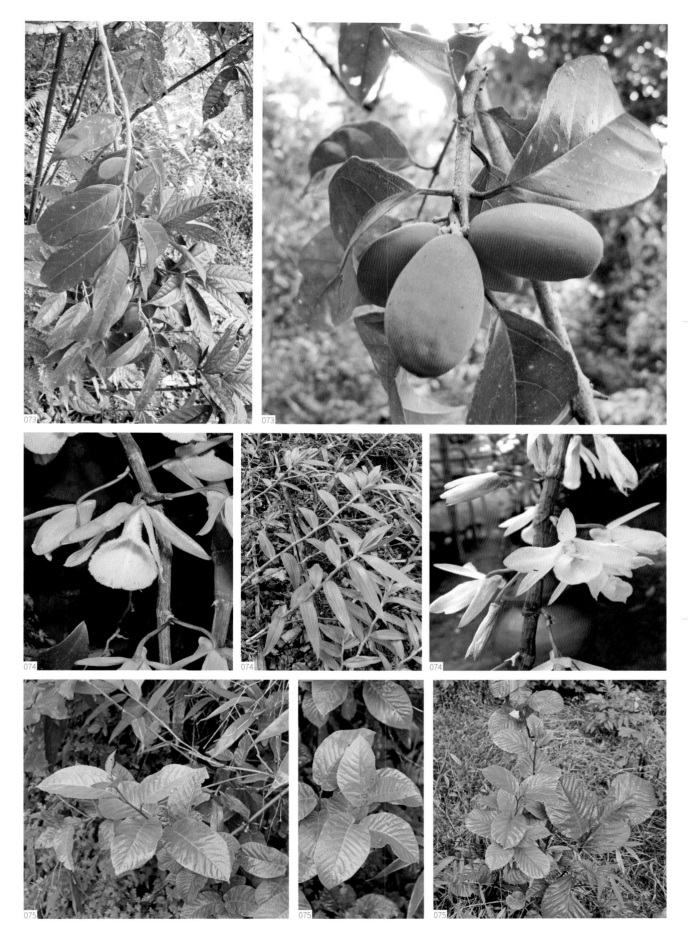

051

076

中文名

短柄苹婆

Sterculia brevissima

俗名： 凤眼果

梧桐科 Bombaceae

傣名（音译）： 麻良王

（ma-liang-wang）

傣文名： [illegible]

描述

功能： 清火解毒，利水化石，理气止痛。

基源及主治： 根水煎服，用于小便热涩疼痛、尿路结石、腹部痉挛剧痛。

077

中文名

对叶榕

Ficus hispida

俗名： 乳汁麻木、多糯树

桑科 Moraceae

傣名（音译）： 麻勒崩

（ma-le-beng）

傣文名： [illegible]

描述

功能： 清热解毒，利水退黄，补脾健胃。

基源及主治： 根水煎服，用于各类黄疸病；茎皮压汁内服，用于小便灼热疼痛；果、叶、茎皮水煎服，用于腹痛、腹泻不止；根磨于米汤中内服，用于湿疹瘙痒、皮肤红疹；叶捣烂炒热外敷，用于风湿关节疼痛、屈伸不利。

078

中文名

钝叶桂

Cinnamomum bejolghota

俗名： 假桂皮、老母猪桂皮

樟科 Lauraceae

傣名（音译）： 埋宗英

（mai-zong-ying）

傣文名： [illegible]

描述

功能： 清火解毒，健胃消食，通血止痛。

基源及主治： 根、茎皮、叶水煎服，用于脾胃虚弱、食欲减退、脘腹冷痛、妇女产后血瘀腹痛、呕吐清水、慢性溃疡、心动过缓等。

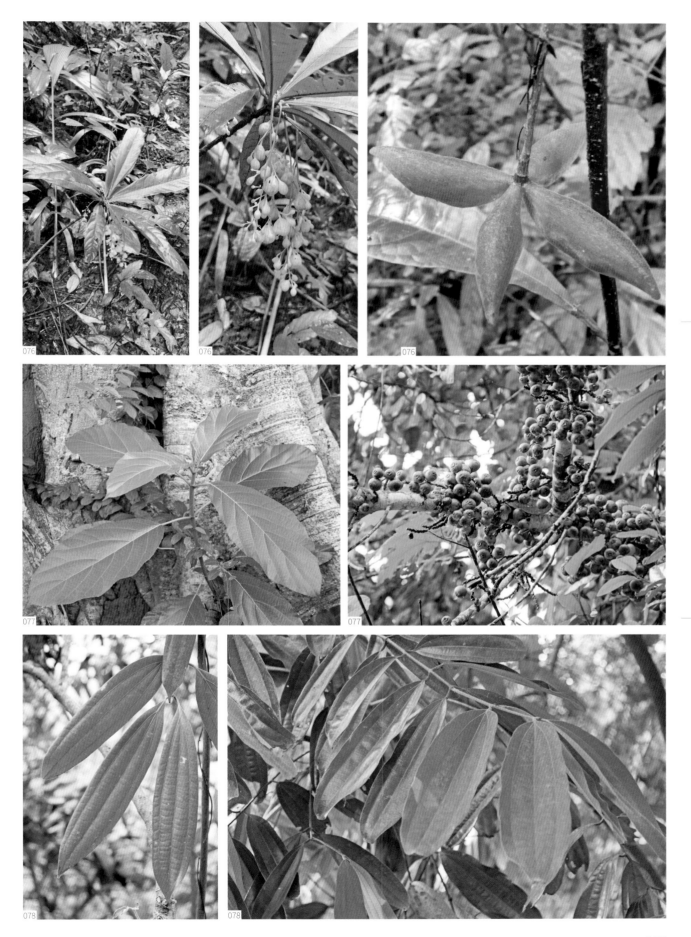

多花山壳骨
Pseuderanthemum polyanthum

俗名：多花钩粉草

爵床科 Acanthaceae

傣名（音译）：芽咩顿

（ya-mie-dun）

傣文名：ပါဒ လမ္တက္ တ႐ၚေ

功能：消肿止痛，接骨续筋。

基源及主治：根、茎、叶捣烂外敷，用于跌打损伤、骨折、外伤出血。

莪术
Curcuma zedoaria

俗名：山姜黄、黄黑姜黄

姜科 Zingiberaceae

傣名（音译）：晚害闹

（wan-hai-nao）

傣文名：တ႒ၚေ ၡ္ဒၚေ ၅ၚၚေ

功能：清火解毒，敛疮生肌，行气活血，镇心安神。

基源及主治：叶捣烂加酒炒热外敷，用于风湿性关节疼痛、跌打损伤、妇女闭经、痛经；块茎捣烂加猪油拌匀，烤热外敷，用于疗疮脓肿、毒虫咬伤；干燥块茎研末开水送服，用于发热、心虚、心跳、肌肉及筋骨疼痛。传统包药疗法、拖擦药物疗法常使用。

鹅掌柴
Schefflera octophylla

俗名：鸭脚木、七叶莲

五加科 Araliaceae

傣名（音译）：当朵

（dang-duo）

傣文名：တႁၛေ တၟၚ

功能：清火解毒，利胆退黄，除风止痛。

基源及主治：叶、根水煎服，用于流感、各种黄疸病、周身酸痛麻木；叶、茎捣烂外敷，用于四肢关节酸痛、屈伸不利、跌打损伤、骨折。传统包药疗法常使用。

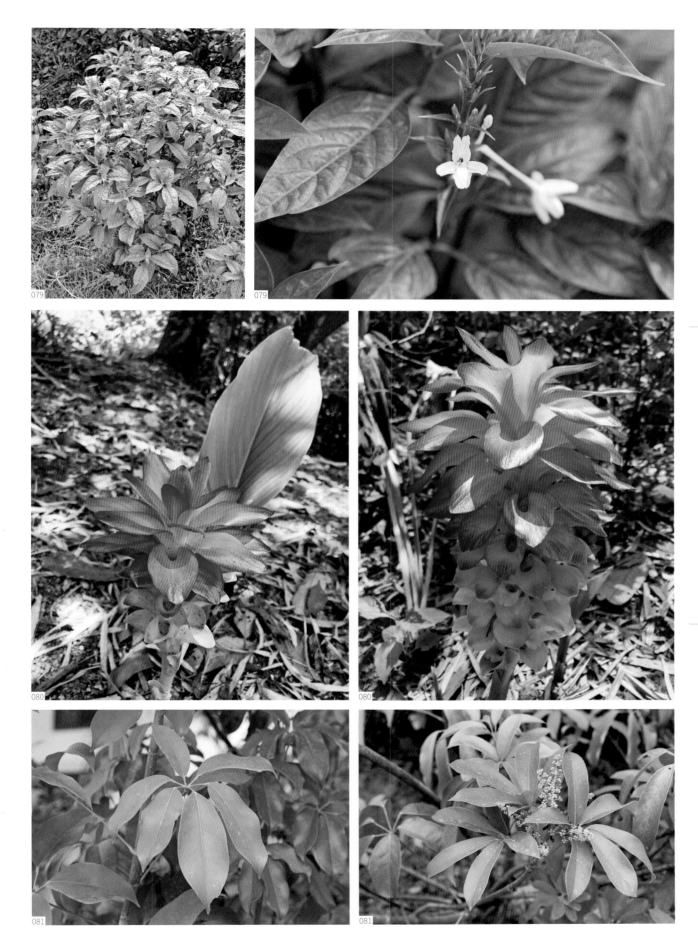

082

中文名

鳄嘴花

Clinacanthus nutans

俗名： 扭序花、竹节黄

爵床科 Acanthaceae

傣名（音译）： 芽帕雅约（ya-pa-ya-yue）

傣文名： [illegible]

描述

功能： 祛风除湿，续筋接骨。

基源及主治： 全草，水煎服，用于小儿软骨病；捣烂外敷，用于跌打损伤、风寒湿痹证、风湿热痹证、肢体关节肿痛、屈伸不利等。

083

中文名

儿茶

Acacia catechu

俗名： 孩儿茶

豆科 Leguminosae

傣名（音译）： 锅西泻（guo-xi-xie）

傣文名： [illegible]

描述

功能： 清火解毒，杀虫止痒，敛疮止血。

基源及主治： 茎干及心材砍成碎片，加水煎熬成糖浆状，外擦，用于皮肤瘙痒、斑疹、疥癣、湿疹；叶水煎服，用于腹痛腹泻、赤白下痢、肺结核；干燥叶研末撒于患处，用于外伤出血、口舌生疮、疮疡溃烂久不收回。

084

中文名

番木瓜

Carica papaya

俗名： 缅芭蕉、木瓜

番木瓜科 Caricaceae

傣名（音译）： 麻贵沙保（ma-gui-sha-bao）

傣文名： [illegible]

描述

功能： 健胃消食，通气活血，消肿止痛。

基源及主治： 根加少量松香捣烂外敷或捣汁外擦，用于头痛头昏、顽固性头痛；果水煎服，用于脘腹胀痛、不思饮食；果烘烤热后外敷，用于风寒湿痹证、肢体关节酸痛、屈伸不利。

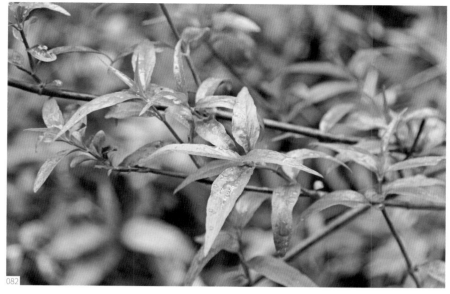
082

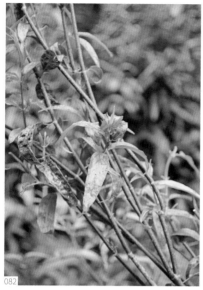
082

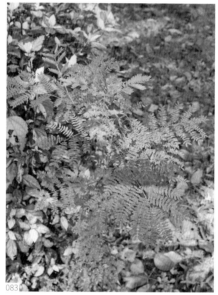
083

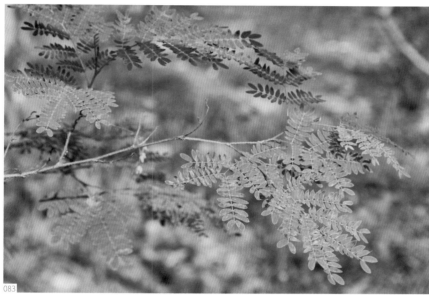
083

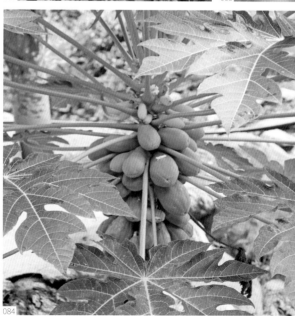
084

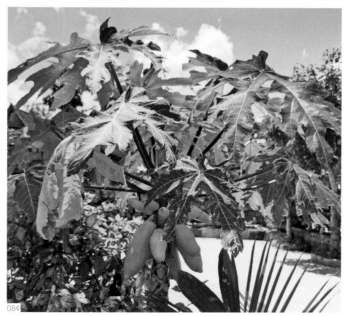
084

中文名

番石榴
Psidium guajava

俗名：麻李嘎、缅桃

桃金娘科 Myrtaceae

傣名（音译）：麻贵香拉

（ma-gui-xiang-la）

傣文名：ၮ၊ ကၛၟ ၐၐသၡ ၌ၜ

描述

功能：清火解毒，杀虫止痒，收敛止泻。

基源及主治：叶水煎洗，用于各种皮肤瘙痒、热痱子；树皮水煎洗，用于脚癣、脚气、疮疡溃烂；嫩茎叶水煎服，用于腹痛腹泻、下痢红白。

中文名

飞龙掌血
Toddalia asiatica

俗名：刺米通、散血丹

芸香科 Rutaceae

傣名（音译）：麻嘿柳糯

（ma-hei-liu-nuo）

傣文名：ၮၕ ၽၒၢ ၐၒၡ ၆ၟ

描述

功能：除风通血，消肿止痛。

基源及主治：藤茎水煎服或泡酒外擦，用于风寒湿痹证、肢体关节肿痛、屈伸不利。

中文名

飞扬草
Euphorbia hirta

俗名：乳汁草、飞相草

大戟科 Euphorbiaceae

傣名（音译）：芽喃摸

（ya-nan-mo）

傣文名：ၯၖ ၌ၛၔ ၐၛၔၡ

描述

功能：清火解毒，杀虫止痒。

基源及主治：全草，捣汁外擦，用于荨麻疹、皮癣、皮肤瘙痒症；水煎服，用于小便不通、淋血、咳嗽、赤白下痢；水煎洗，用于小儿烂头疮、脚癣、荨麻疹、皮癣等。

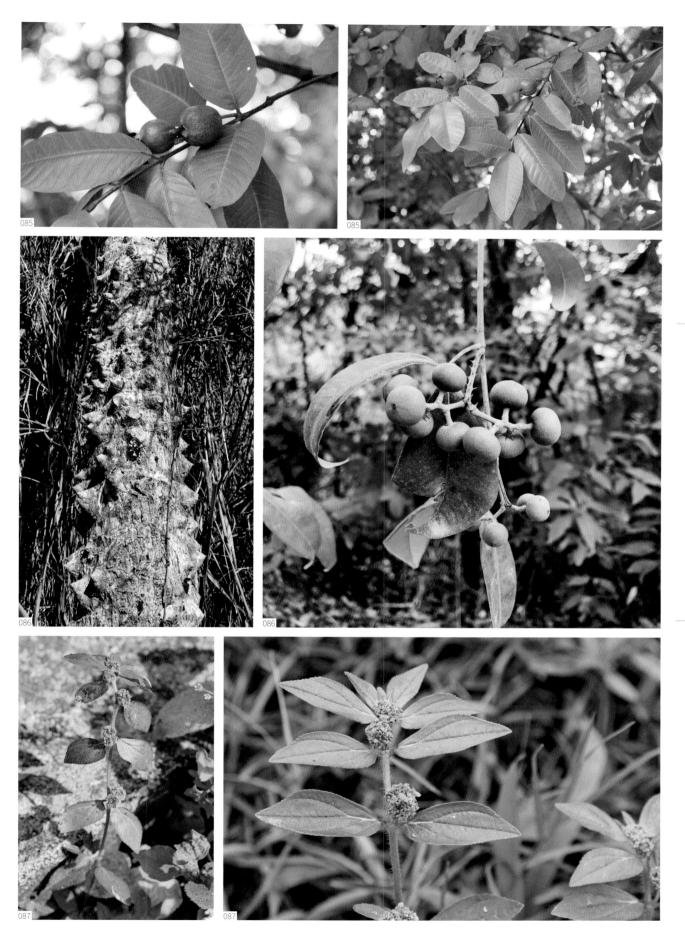

中文名

凤梨
Ananas comosus

俗名：菠萝、露兜子

凤梨科 Bromeliaceae

傣名（音译）：麻哈念

（ma-ha-nian）

傣文名：ဟာၢ ၅ ၢၢ၆ၒ

描述

功能：生津止渴，清热解毒，消水利尿。

基源及主治：根水煎服，用于咳嗽、胸闷；叶捣烂加清石灰水，压汁外擦手、足，用于高热惊厥；果实加甑脚水调拌后压汁内服，用于咳嗽、哮喘、痰多。

中文名

凤仙花
Impatiens balsamina

俗名：指甲花、凤仙透骨草

凤仙花科 Balsaminaceae

傣名（音译）：罗告

（luo-gao）

傣文名：၃ၼၢၢ၆ ၢၢၒ

描述

功能：除风通血，消肿止痛。

基源及主治：全草捣烂外敷，用于蛇头指疮、痈疮肿毒；花与畜禽肉炖服，用于妇女闭经。

中文名

佛肚树
Jatropha podagrica

俗名：瓶子树、纺锤树

大戟科 Euphorbiaceae

傣名（音译）：麻烘亮

（ma-hong-liang）

傣文名：ဟာၢ ၢၢၥၵ ၢၢ၃ၵ

描述

功能：清火解毒，涩肠止泻，凉血止血。

基源及主治：根水煎服，用于面色蜡黄、体虚体弱、不思饮食、腹痛腹泻、红白下痢、小便热涩疼痛、尿血。

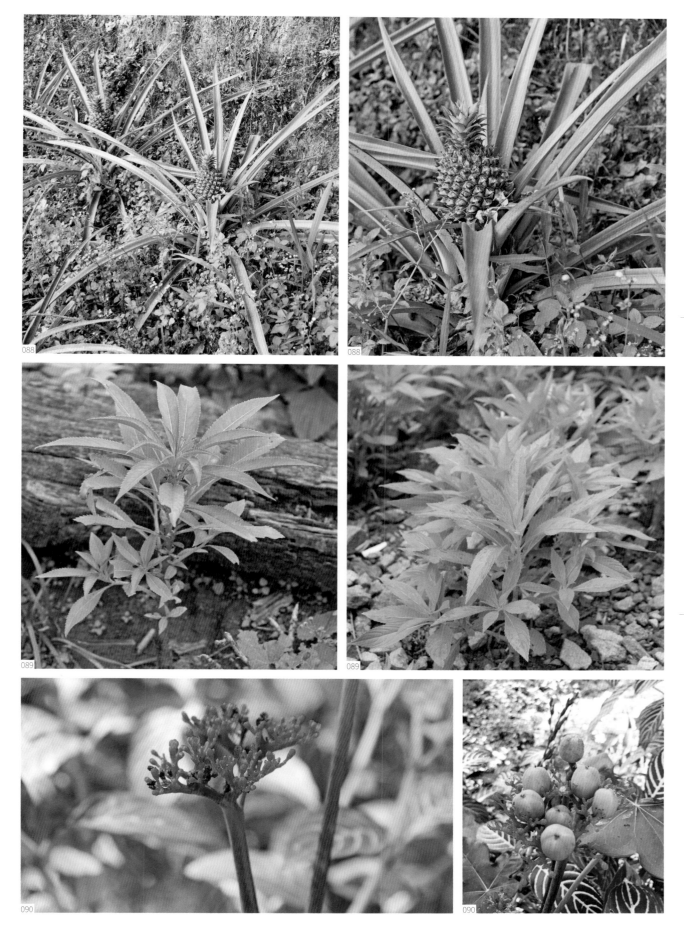

中文名

狗牙花
Ervatamia divaricata

俗名：狮子花、豆腐花
夹竹桃科 Apocynaceae
傣名（音译）：风沙门
（feng-sha-men）
傣文名：ၔၜၢၢ ‍ဢ ‍ယၢၣ

描述

功能：补脾健胃，涩肠止泻，杀虫止痒。

基源及主治：根水煎服，用于产后气血虚、头昏目眩、恶露不尽、乳汁不下、缺乳、肢体麻木、心慌心悸、腹痛腹泻、赤白下痢；茎、叶捣汁外擦，用于顽癣。

中文名

构树
Broussonetia papyrifera

俗名：构皮树、沙纸树
桑科 Moraceae
傣名（音译）：锅埋沙
（guo-mai-sha）
傣文名：ccc ၖၢ ‍ဢ ‍ဢ

描述

功能：清火解毒，止咳化痰，健胃消食。

基源及主治：根水煎服，用于咽喉肿痛、咳嗽痰多，久咳不愈，恶心呕吐、不思饮食。

中文名

古钩藤
Cryptolepis buchananii

俗名：大叶白叶藤、羊排果
萝藦科 Asclepiadaceae
傣名（音译）：嘿央块
（hei-yang-kuai）
傣文名：ၐၔ ‍ၯၢၢ ‍ၣၡ

描述

功能：舒筋活络，消肿解毒。

基源及主治：根水煎服，用于水肿、腰肌疼痛、利尿；果水煎服，催乳；叶捣烂外敷，用于无名肿毒。

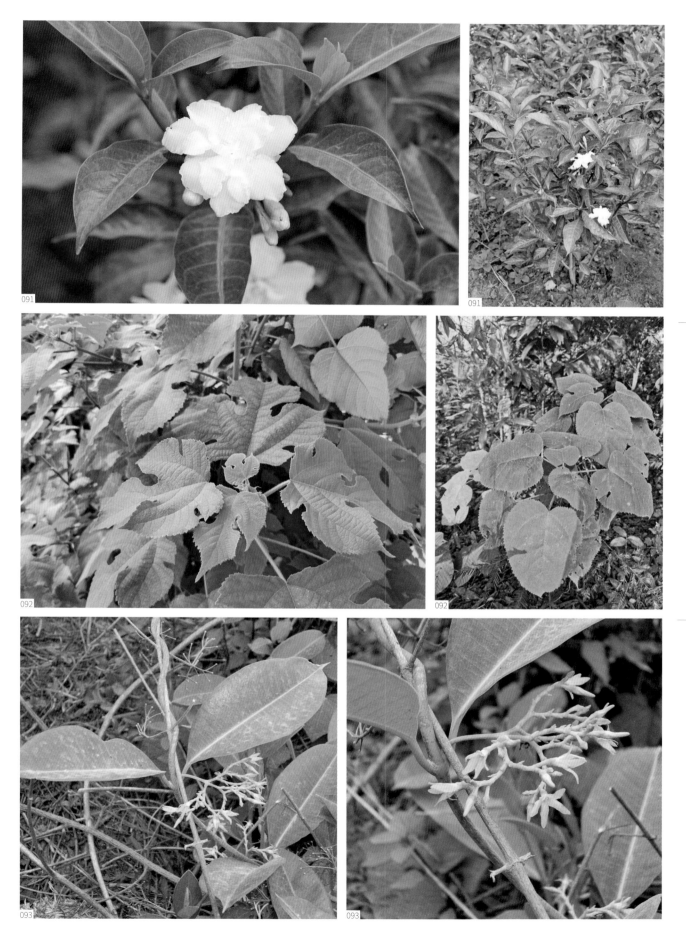

中文名

鼓槌石斛
Dendrobium chrysotoxum

俗名：芭蕉果黄草、傣族黄花

兰科Orchidaceae

傣名（音译）：罗满亥

（luo-man-hai）

傣文名：ʒ﹥ᄀᴇ ᵞᴬᴺ Ɔᴄᴇ

描述

功能：益胃生津，滋阴清热。

基源及主治：全草，水煎服，用于病后虚弱、口干烦躁、糖尿病、胃病、心血管系统及呼吸系统疾病。

中文名

光叶巴豆
Croton laevigatus

俗名：龙眼叶、羊奶浆叶

大戟科 Euphorbiaceae

傣名（音译）：锅抱龙

（guo-bao-long）

傣文名：ʲᴄᴏᴈ ᴀᴅᴩ

描述

功能：通经活血，散瘀消肿，退热止痛。

基源及主治：根水煎服，用于疟疾、胃痛；根或叶捣烂外敷，用于跌打损伤、骨折。传统睡药疗法、拖擦药物疗法常使用。

中文名

光叶子花
Bougainvillea glabra

俗名：三角梅

紫茉莉科Nyctaginaceae

傣名（音译）：罗当摆

（luo-dang-bai）

傣文名：ʒ﹥ᄀᴇ ᴛᴏᴛᴩ ᴄᴜ

描述

功能：活血调经，化湿止带。

基源及主治：叶捣烂外敷，用于跌打损伤、筋骨肿痛、骨折；花水煎服，用于月经不调、闭经、痛经、白带不止等。

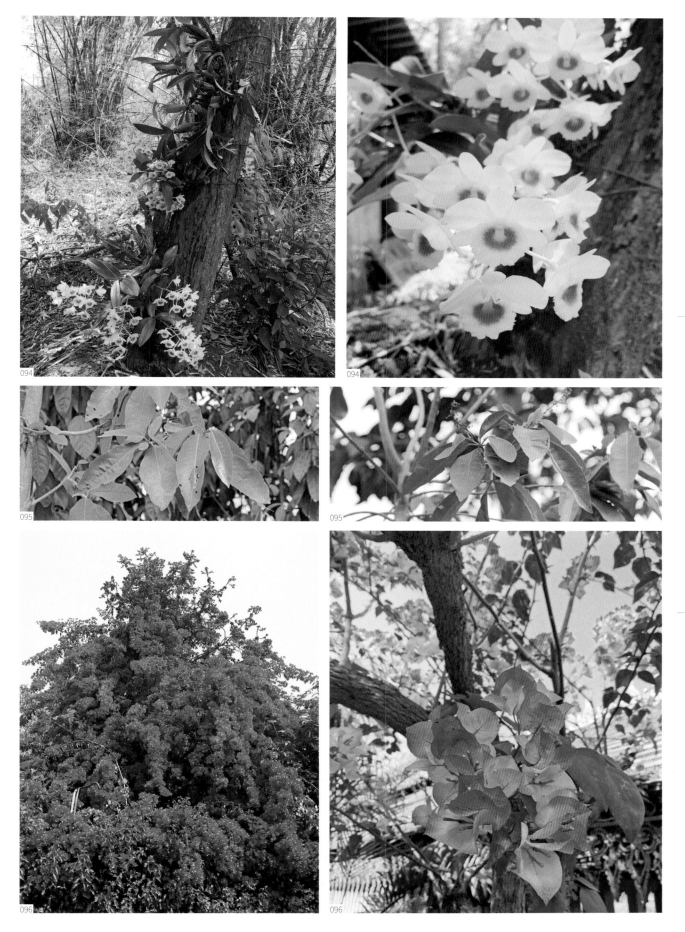

中文名

海红豆
Adenanthera pavonina

俗名：孔雀豆、相思豆

豆科 Leguminosae

傣名（音译）：锅麻亮

（guo-ma-liang）

傣文名：ဟၢၣ ႟ၣဒ္ဍ

描述

功能：疏风清热，燥湿止痒。

基源及主治：根水煎服，用于食物中毒、便秘；茎皮或叶煎汤外洗，用于疮疡肿痛、疥癣；种子碾粉调水外擦，用于麻疹不透、过敏性皮炎。

中文名

海芋
Alocasia macrorrhiza

俗名：大黑附子、大麻芋

天南星科 Araceae

傣名（音译）：波郎（bo-lang）

傣文名：ဝ႟ၣ ဒ္ၣ

描述

功能：祛风除湿，消肿止痛。

基源及主治：块根，切片以火烤并趁热外敷，用于跌打损伤、除瘀祛湿；与畜禽肉同炖服，用于流行性感冒、祛风、除湿、除瘀。

中文名

含羞草
Mimosa pudica

俗名：害羞草、知羞草

豆科 Leguminosae

傣名（音译）：芽呆约

（ya-dai-yue）

傣文名：ယၢၣ တၢၣ ႟ၣ

描述

功能：清火解毒，利水消肿，宁心安神。

基源及主治：全草水煎服，用于神经衰弱、失眠、小儿高烧、水肿、慢性支气管炎；叶捣烂外敷，用于带状疱疹。

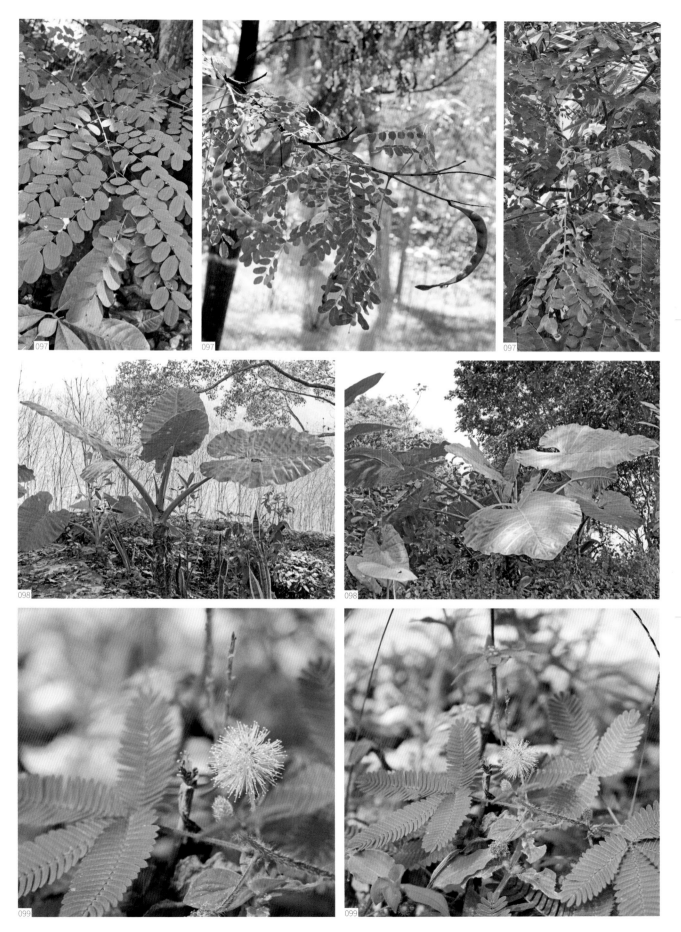

| 100 | 中文名 | 描述 |

含羞云实
Caesalpinia mimosoides

俗名：假臭菜

豆科Fabaceae

傣名（音译）：芽酒压

（ya-jiu-ya）

傣文名：ပာဝ ယ၅ ၅၆၆

功能：清热解毒，利尿消肿。

基源及主治：茎、叶捣烂外敷，用于烧伤、烫伤、疖肿、毒蛇咬伤、疔疮肿毒；茎水煎服，用于风热感冒、利尿等。

| 101 | 中文名 | 描述 |

合果木
Paramichelia baillonii

俗名：山桂花、山白兰

木兰科 Magnoliaceae

傣名（音译）：锅埋章藤

（guo-mai-zhang-teng）

傣文名：က ငှုe စၥ၄ ၅၅၆၅

功能：祛风除湿，消肿止痛。

基源及主治：根、茎皮水煎服，用于风寒湿痹证、肢体关节肿痛、屈伸不利、周身酸痛麻木。

| 102 | 中文名 | 描述 |

荷包山桂花
Polygala arillata

俗名：黄花远志、鸡肚子根

远志科 Polygalaceae

傣名（音译）：芽媔仑

（ya-nan-lun）

傣文名：ပာဝ ၅ၥ၅ ၆၅၂၆၅

功能：补虚提气，健脾利湿，活血调经。

基源及主治：根水煎服或与畜禽肉炖服，用于体质虚弱多病、乏力、失眠多梦、不思饮食，产后虚弱、月经不调、肺结核、神经衰弱、脾胃虚弱、贫血、不良性水肿；叶捣烂外敷，用于外伤出血。传统洗药疗法常使用。

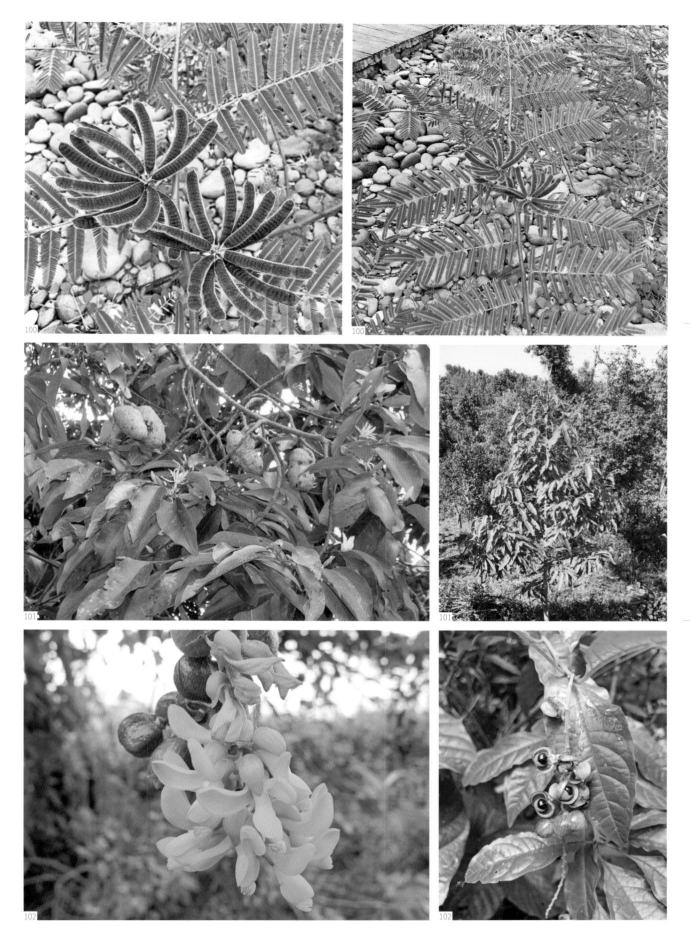

103

黑黄檀
Dalbergia fusca

俗名：马屎槟榔树、牛角木
豆科 Leguminosae
傣名（音译）：埋尖朗
（mai-jian-lang）
傣文名：ᥖᥦ ᥐᥣᥝᥒ ᥘᥒ

功能：祛风除湿，消肿止痛。
基源及主治：根水煎服，用于风寒头痛、食积腹胀疼痛、风寒湿痹证、肢体关节酸痛、屈伸不利。

104

黑面神
Breynia fruticosa

俗名：狗脚刺、黑面叶
大戟科 Euphorbiaceae
傣名（音译）：帕弯藤
（pa-wan-teng）
傣文名：ᥙᥣᥐ ᥝᥣᥒ ᥖᥥᥒᥰ

功能：调补水血，清火解热，消肿止痛。
基源及主治：根水煎服，用于产后体弱多病、双目颜面浮肿、扁桃体炎、咽喉炎、高热不退；全草煎水洗或叶捣烂外敷，用于湿疹、过敏性皮炎、皮肤瘙痒、蛛蛛咬伤、疔疮痈疖脓肿。

105

黑叶小驳骨
Justicia ventricosa

俗名：大驳骨丹、黑叶接骨草
爵床科 Acanthaceae
傣名（音译）：莫哈朗
（mo-ha-lang）
傣文名：ᥛᥨ ᥑᥣ ᥘᥒ

功能：续筋接骨，祛风除湿，活血止痛。
基源及主治：根泡酒内服，用于肢体关节红肿疼痛；叶及嫩枝捣烂外敷，用于腰部疼痛、肢体关节酸痛、屈伸不利、跌打损伤、骨折、骨裂；叶水煎服，用于头目胀痛。

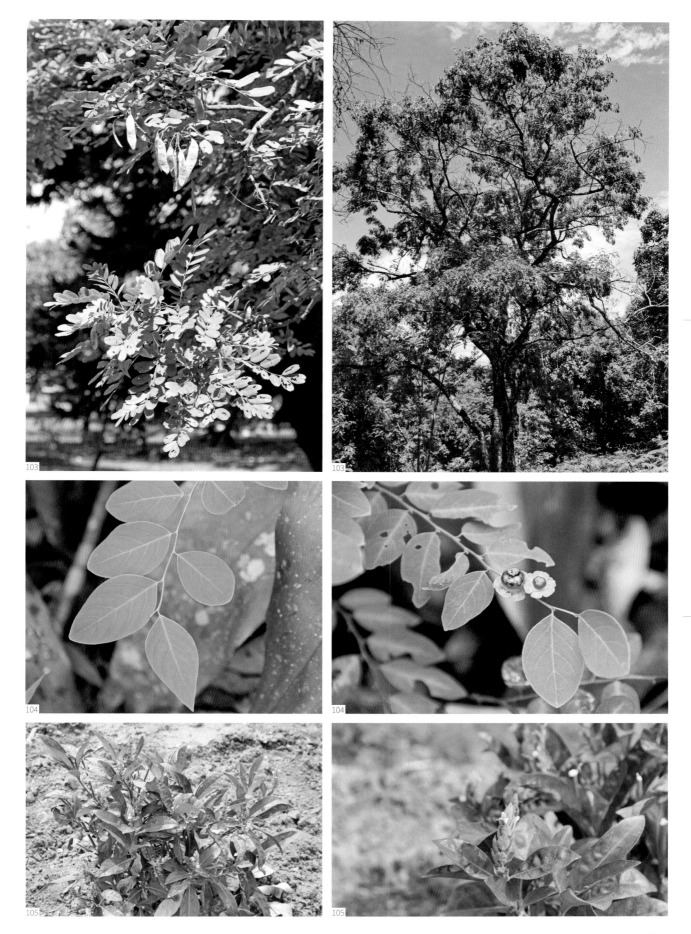

中文名

红椿
Toona ciliata

俗名：红楝子、赤蛇公
楝科 Meliaceae
傣名（音译）：埋用康
（mai-yong-kang）
傣文名：ဝိၵ္ဂၤ ယၢၵ္ၣ ၵ်ၢၵ္

描述

功能：清热燥湿，收涩杀虫。

基源及主治：根、茎皮水煎服，用于久痢、肠风便血、崩漏、带下、遗精、白浊、疳积、蛔虫；叶水煎洗，用于疮癣。

中文名

红豆蔻
Alpinia galanga

俗名：山姜子、红扣
姜科 Zingiberaceae
傣名（音译）：贺哈
（he-ha）
傣文名：ဝိၵ္ဃ ၵ်ၢၵ

描述

功能：理气止痛，健胃消食，除风止痒。

基源及主治：根捣烂炒热加酒外敷，用于寒湿痹证、肢体关节肿痛、屈伸不利；根捣烂外敷，用于毒虫叮咬、皮肤瘙痒、斑疹、疥癣、湿疹等；果水煎服，用于腹部冷痛、发愣发热、腹痛腹胀、消化不良。

中文名

红毛玉叶金花
Mussaenda hossei

俗名：山甘茶、野白纸扇
茜草科 Rubiaceae
傣名（音译）：档娜嘿
（dang-na-hei）
傣文名：တၢၵ္တ်ၣသၣၵ်ၢၵ

描述

功能：清热解毒，凉血止血。

基源及主治：根水煎服，用于感冒、咽喉肿痛、干咳、疟疾等。

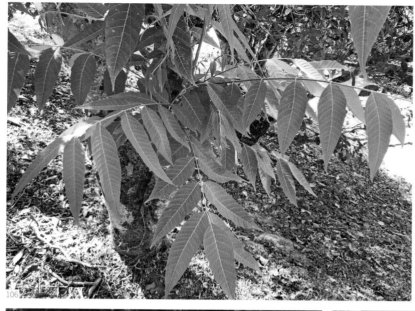

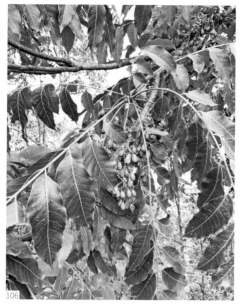

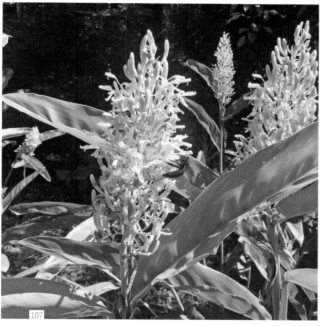

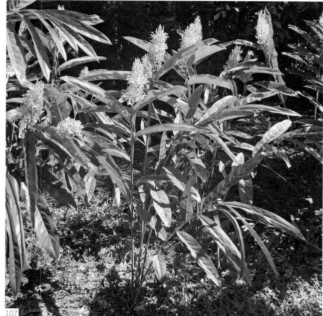

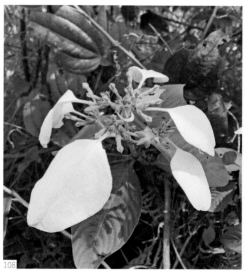

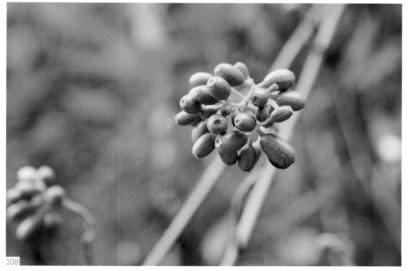

中文名	描述
109 **红木** *Bixa orellana* 俗名：胭脂木 红木科 Bixaceae 傣名（音译）：锅麻线 （guo-ma-xian） 傣文名：ოຂ ფაஇ ოოაໆ6	**功能**：清热解毒，退黄止泻。 **基源及主治**：根水煎服，用于红白下痢、尿血；根煎汤，趁热加鸭蛋1个调服，用于各种黄疸病。

中文名	描述
110 **红木荷** *Schima Reinw* 俗名：红毛树、毛木树 茶科Theaceae 傣名（音译）：埋陀螺 （mai-tuo-luo） 傣文名：Jge ξŋ ξ∞e	**功能**：清火解毒，截疟止泻。 **基源及主治**：茎皮，水煎服，用于泄泻、痢疾、蛔虫腹痛、疟疾、子宫脱垂；捣汁滴鼻，用于鼻出血不止。

中文名	描述
111 **红丝线** *Lycianthes biflora* 俗名：十萼茄、血见愁 茄科 Solanaceae 傣名（音译）：麻旺达妙 （ma-wang-da-miao） 傣文名：ფაოっ∞∞დ∂ಣ∞ოっooდ¶	**功能**：止咳平喘，消炎止痛。 **基源及主治**：叶水煎服，用于肺热咳嗽、内伤咯血、流感、麻疹；叶捣烂外敷，用于跌打损伤、骨折、乳腺炎、腮腺炎等。

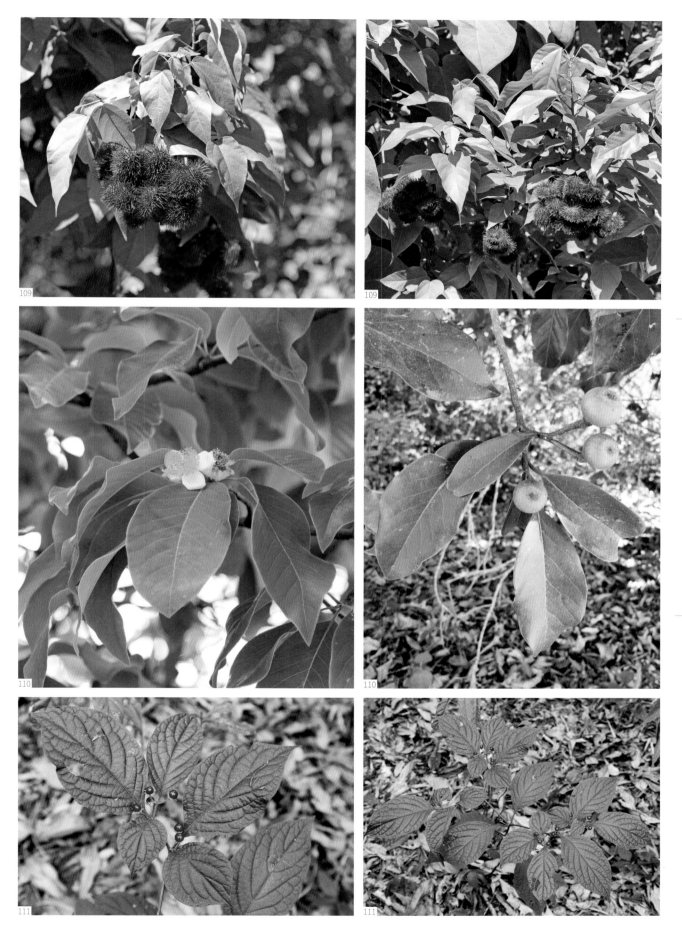

中文名

猴耳环
Archidendron clypearia

俗名：鸡心树、落地金钱

豆科 Leguminosae

傣名（音译）：埋桑嗯

（mai-sang-en）

傣文名：ဒ်ုဖေ သာၚ ၅ူၚ

描述

功能：清火解毒，凉血止血。

基源及主治：根水煎服，用于肠炎、痢疾、胃出血、鼻出血、吸道感染、咽喉炎、扁桃体炎、肠胃炎。

中文名

葫芦茶
Tadehagi triquetrum

俗名：牛虫草、懒狗舌

豆科 Leguminosae

傣名（音译）：丹火马

（dan-huo-ma）

傣文名：တၢၚ ၆ႆ ၉၁ၜ

描述

功能：清热解毒，刮水消肿，利胆退黄。

基源及主治：茎、叶捣汁涂或煎水洗，用于疗疥疮；根、茎、叶水煎服，用于荨麻疹、风湿性关节酸痛、黄疸病。

中文名

虎尾兰
Sansevieria trifasciata

俗名：虎皮兰、千岁兰

百合科 Liliaceae

傣名（音译）：晚哦来

（wan-o-lai）

傣文名：ၜၢၚ္ ၅ၚ ၜ၁ၞ

描述

功能：续筋接骨，祛风除湿，活血止痛。

基源及主治：叶捣烂外敷，用于跌打损伤、风湿关节疼痛、毒蛇咬伤。

傣医药   植物图鉴

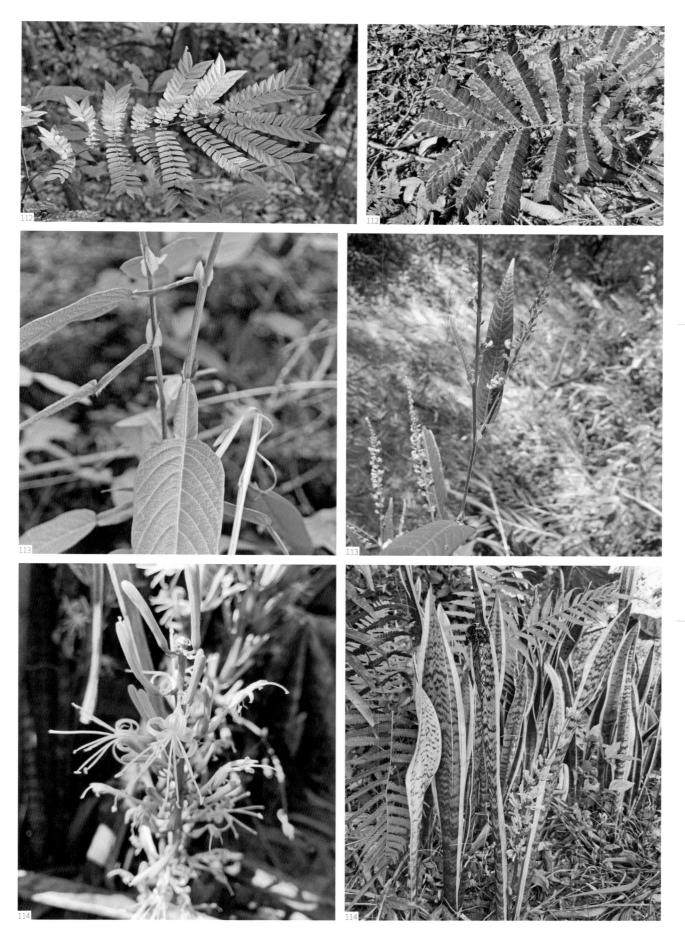

| 115 | 中文名 | 描述 |

虎杖
Reynoutria japonica

俗名：花斑竹、酸筒杆
蓼科 Polygonaceae
傣名（音译）：比比罕
（bi-bi-han）
傣文名：ꩫꩩꩬ ꩫꩩꩥ ꧤꩦ

功能：清火解毒，消肿止痛。

基源及主治：全草捣烂外敷，用于跌打肿痛、风湿关节疼痛、风寒湿麻痹；根水煎服，用于腮腺炎；根磨于开水中，取汁内服并外擦，用于腮腺炎、颌下淋巴结肿痛；叶捣烂外敷，用于疔疮红肿。

| 116 | 中文名 | 描述 |

黄花胡椒
Piper flaviflorum

俗名：辣藤、野芦子
胡椒科 Piperaceae
傣名（音译）：干谷拎
（gan-gu-lin）
傣文名：ꩫꩦꩮ ꩬ ꧀ꩦꩱ

功能：温通气血，散寒止痛，活血消肿。

基源及主治：藤茎，水煎服，用于脘腹胀痛，痛经；捣烂外敷，用于顽癣，各种皮肤瘙痒。传统睡药疗法、洗药疗法常使用。

| 117 | 中文名 | 描述 |

黄花假杜鹃
Barleria prionitis

俗名：有刺鸭嘴花
爵床科 Acanthaceae
傣名（音译）：比朵郎
（bi-duo-lang）
傣文名：ꩫꩩꩬ ꧁ꩦ ꩦꩥ

功能：利胆退黄，活血散瘀，消肿止痛，续筋接骨。

基源及主治：根水磨汁内服，用于黄疸；叶捣烂加酒拌匀炒热外敷，用于风寒湿痹证、肢体关节酸痛、屈伸不利、跌打损伤、骨折。

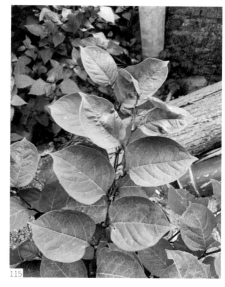

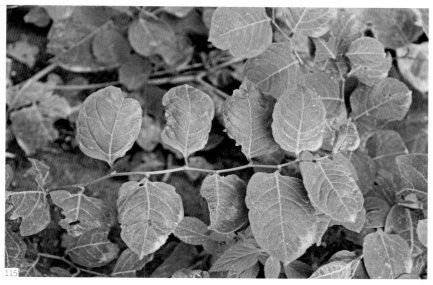

115

115

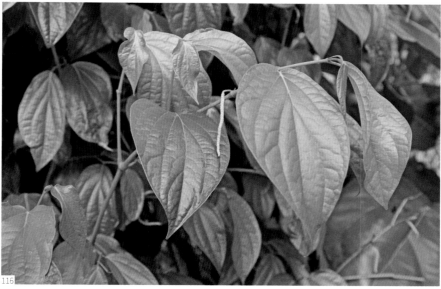

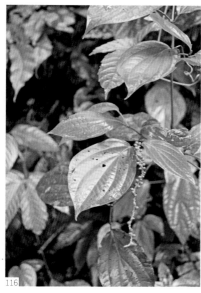

116

116

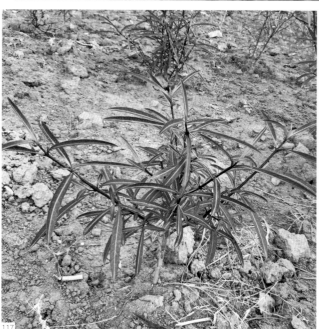

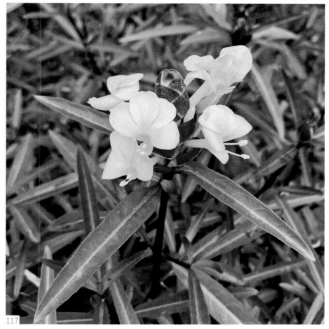

117

117

中文名

黄花稔
Sida acuta

俗名： 黄花地桃花、黄花母

锦葵科 Malvaceae

傣名（音译）： 芽罕满龙

（ya-han-man-long）

傣文名： ပထ္ဂ္ဂ္ ဃျားင္ ႏ္ျဂ္ဂ္

描述

功能： 清火解毒，调补气血，健胃消食。

基源及主治： 根水煎服，用于黄疸病、体弱无力、面黄肌瘦、食欲不振、月经过多；叶捣烂外敷，用于疮疡肿毒、疔疖脓肿。

中文名

黄木巴戟
Morinda angustifolia

俗名： 狭叶巴戟、狭叶鸡眼藤

大戟科 Euphorbiaceae

傣名（音译）： 沙腊

（sha-la）

傣文名： သာ လက္ဂ္

描述

功能： 清火解毒，利胆退黄，杀虫止痒，敛疮生肌。

基源及主治： 根水煎服，用于黄疸型肝炎；叶煎水洗，用于皮肤瘙痒；叶晒干后用火烤焦研末外擦，用于小儿疮疡溃烂。

中文名

黄樟
Cinnamomum porrectum

俗名： 樟脑树、冰片树

樟科 Lauraceae

傣名（音译）： 锅朋辛

（guo-peng-xin）

傣文名： ကသာ္ဂ္ဂဃ လာင္

描述

功能： 清火解毒，消肿止痛，除风利湿，通气消胀。

基源及主治： 根、茎皮水煎服，用于咽喉肿痛、胃脘胀痛、心慌心悸、乏力、头痛头昏；叶捣烂加酒炒热外敷，用于风寒湿痹证、肢体关节酸痛、屈伸不利。传统包药疗法常使用。

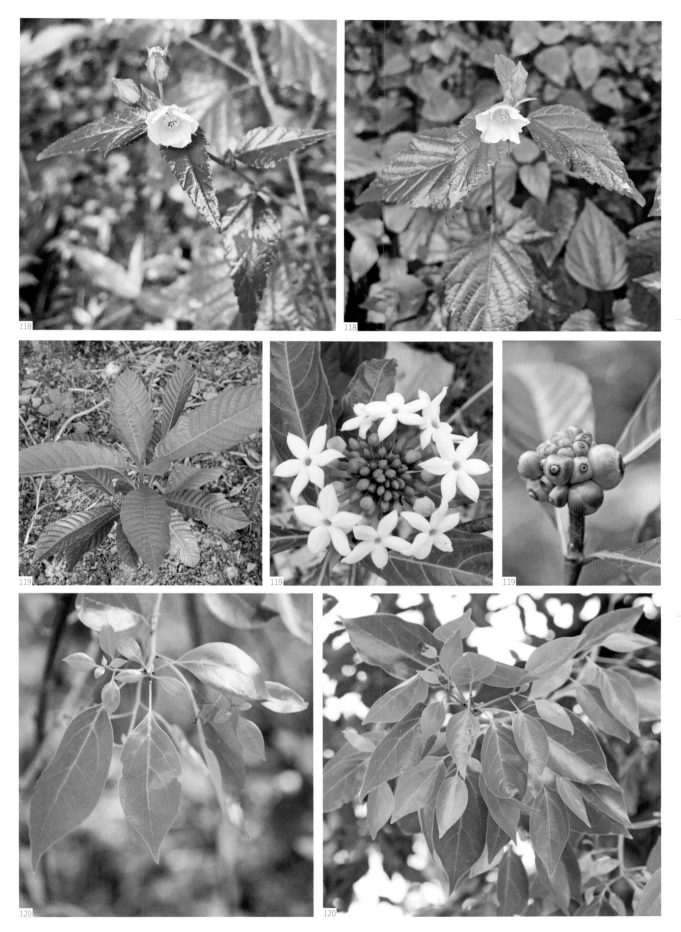

121

幌伞枫
Heteropanax fragrans

俗名：大蛇药、富贵树
五加科 Araliaceae
傣名（音译）：埋外仗
（mai-wai-zhang）
傣文名：ͻͻ e ͻͻͻ e ͻͻͻ e

功能：活血消肿，退热止痛。

基源及主治：根、茎皮水煎服，用于风热感冒、中暑头痛；茎皮捣烂外敷，用于骨折、扭挫伤、烧烫伤、急性风湿性关节炎、毒蛇咬伤等。

122

茴香
Foeniculum vulgare

俗名：小茴香、香丝菜
伞形科 Umbellieferae
傣名（音译）：帕景几
（pa-jing-ji）
傣文名：ͻͻͻ ͻθ

功能：行气补气，消肿止痛，散寒祛湿。

基源及主治：根、种子水煎服，用于食欲减退、恶心呕吐、腹部冷痛、疝气疼痛、睾丸肿痛、脾胃气滞、脘腹胀满作痛等。

123

火烧花
Mayodendron igneum

俗名：炮仗花、火花树
紫葳科 Bignoniaceae
傣名（音译）：埋罗比
（mai-luo-bi）
傣文名：ͻͻ e ͻͻͻ e ͻθ e

功能：清火解毒，祛风利水，杀虫止痒。

基源及主治：茎皮，煎水含漱，用于牙痛；捣烂外敷，用于风寒湿痹证、肢体关节肿痛、屈伸不利；煎水外洗，用于疔疮痈疖脓肿、疥癣、漆树过敏。

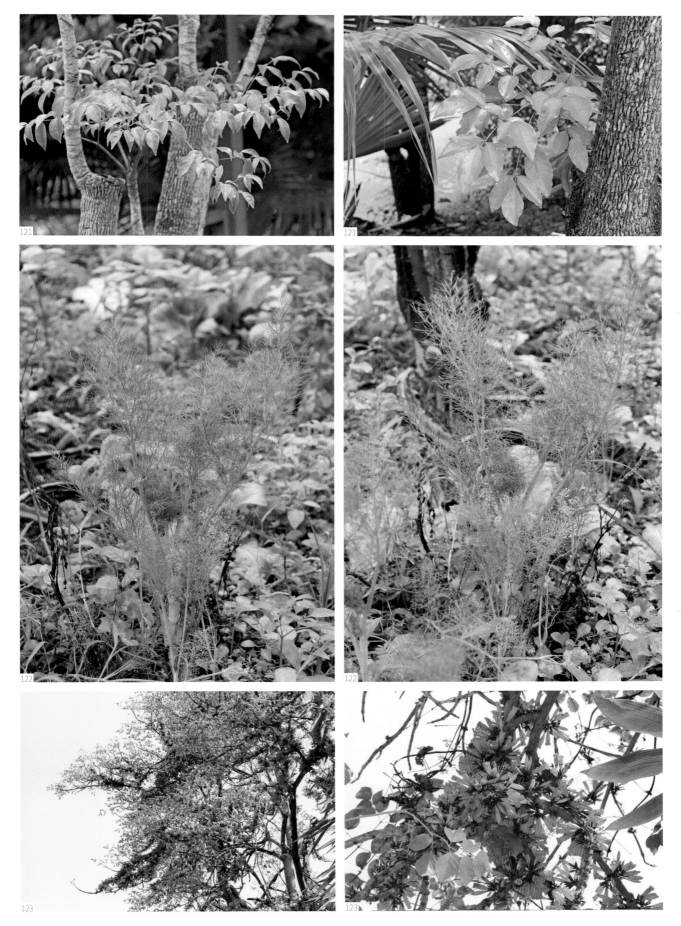

中文名

火焰花
Phlogacanthus curviflorus

爵床科 Acanthaceae
傣名（音译）：皇丈
（huang-zhang）
傣文名：ၷၠၡၔ ၜၠၡၔ

描述

功能： 清火解毒，除风利水，凉血止痛，利胆退黄，截疟。

基源及主治： 根、叶水煎服，用于风热感冒、咳嗽、咽喉肿痛、胸闷不适、黄疸病、疟疾；叶捣烂加酒炒热外敷，用于风湿热痹证、肢体关节红肿热痛、屈伸不利、跌打损伤、淤血肿痛。传统睡药疗法常使用。

中文名

藿香蓟
Ageratum conyzoides

俗名：胜红蓟、止血草
菊科 Compositae
傣名（音译）：芽贺宽
（ya-huo-kuan）
傣文名：ၷၠၔ ၷၠ ၔၠၡ

描述

功能： 清热解毒，消炎止血。

基源及主治： 全草水煎服，用于急性肠胃炎、上呼吸道感染、扁桃体炎、膀胱结石；叶捣汁内服，用于咳嗽痰多、咽喉肿痛。

中文名

鸡蛋花
Plumeria rubra

俗名：蛋黄花、缅栀子
夹竹桃科 Apocynaceae
傣名（音译）：罗章巴迪
（luo-zhang-ba-di）
傣文名：ၾၠၡၔ ၜၠၡ ၺၠ ၡၠၔ

描述

功能： 清火解毒，利水化石，利胆退黄，消肿止痛。

基源及主治： 根、茎皮水煎服，用于小便热涩疼痛、尿路结石、各种黄疸病；叶捣烂外敷，用于腮腺炎、颌下淋巴结肿痛、乳痈。

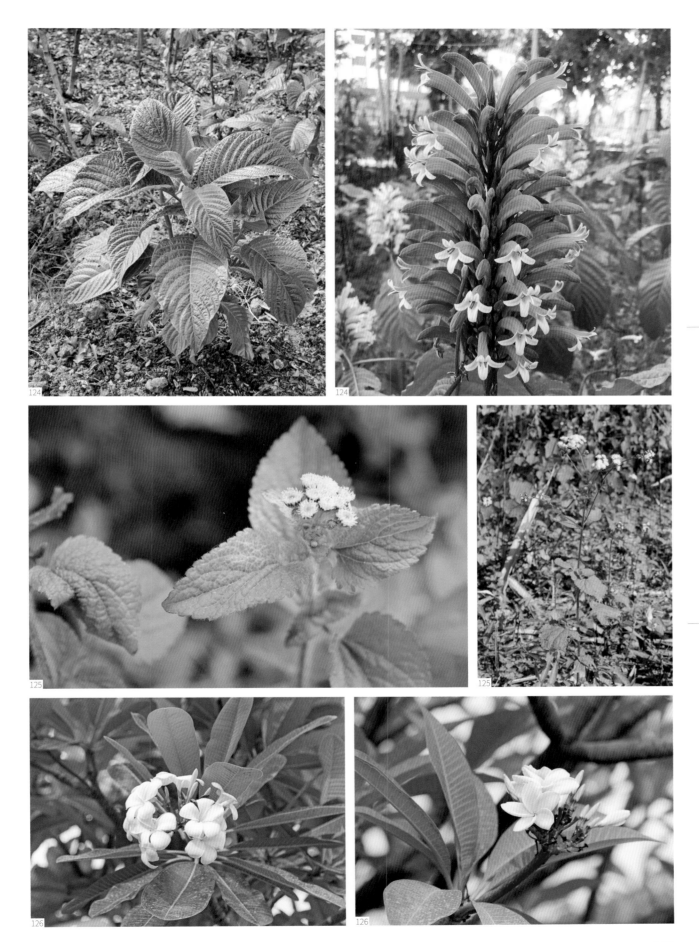

127	中文名	描述

鸡冠花

Celosia cristata

俗名：鸡公花、芦花鸡冠

苋科 Amaranthaceae

傣名（音译）：罗莱罕盖

（luo-lai-han-gai）

傣文名：ᦵᦟᦱᧉ ᦵᦟᦲᧈ ᦣᦱᧃᧉ ᦂᦻ

功能：清火解毒，凉血止血，消肿止痛，调补气血。

基源及主治：全草水煎洗，用于荨麻疹、湿疹、风疹等；根水煎服，用于青光眼、夜盲症；花水煎服，用于便血、痔血、痢疾。

128	中文名	描述

鸡嗉子榕

Ficus semicordata

俗名：鸡嗉子果

桑科 Moraceae

傣名（音译）：锅麻糯

（guo-ma-nuo）

傣文名：ᦂᦸᧈ ᦙᦱᧃ ᦓᦸᧉ

功能：清热解毒，利水杀虫，凉血止血。

基源及主治：叶、果水煎服，用于肝炎、蛔虫、小儿疳积和虫积、胎盘不下；干叶研末撒于伤口，用于烧烫伤、外伤出血；叶煎水洗，用于麻风病。

129	中文名	描述

积雪草

Centella asiatica

俗名：马蹄叶、钱齿草

伞形科 Umbellieferae

傣名（音译）：帕糯仗

（pa-nuo-zhang）

傣文名：ᦔᦱᧅ ᦓᦸᧉᦵᦉᦲ

功能：清热解毒，散瘀止痛，利水退黄。

基源及主治：全草水煎服，用于外感风热、上呼吸道炎、肝炎、痢疾、流感、肝脏肿大、咳血、吐血、鼻出血、食物中毒等。

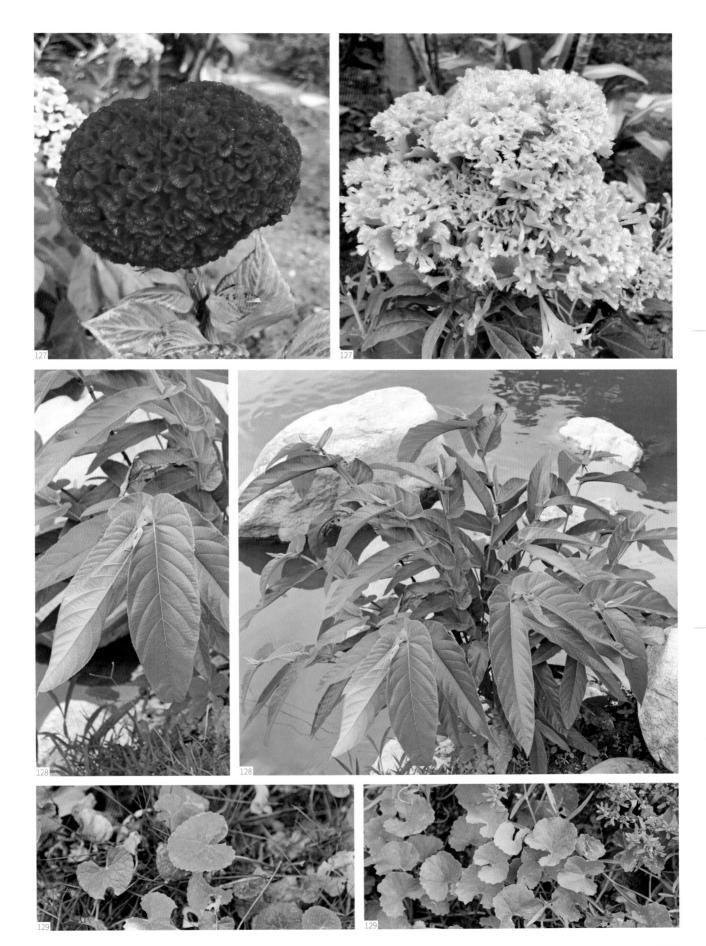

130

家麻树
Sterculia pexa

俗名：棉毛萍婆、九层皮
梧桐科 Bombaceae
傣名（音译）：锅包豪
（guo-bao-hao）
傣文名：ma da gɔg

功能：续筋接骨，消肿止痛。

基源及主治：树皮捣烂加酒炒热外敷，用于风寒湿痹证、肢体关节酸痛、屈伸不利、跌打损伤、骨折。

131

嘉兰
Gloriosa superba

俗名：火焰百合、蔓生百合
百合科 Liliaceae
傣名（音译）：乱令
（luan-ling）
傣文名：ʒɛŋɛʒ॰॰g

功能：祛风除湿，消肿止痛。

基源及主治：块茎水煎服，用于风寒湿痹证、肢体关节酸痛、屈伸不利、中风偏瘫、半身不遂、肢体麻木疼痛。

132

假黄皮
Clausena excavata

俗名：臭黄皮、臭麻木
芸香科 Rutaceae
傣名（音译）：撇返龙
（pie-fan-long）
傣文名：lɔɔɛ fɔg ɛ॰॰g

功能：除湿消肿，行气散瘀，清火解毒。

基源及主治：叶、果水煎服，用于胃脘冷痛、风湿关节痛、风寒感冒、腹痛、疟疾；叶捣烂外敷，用于扭伤、毒蛇咬伤。

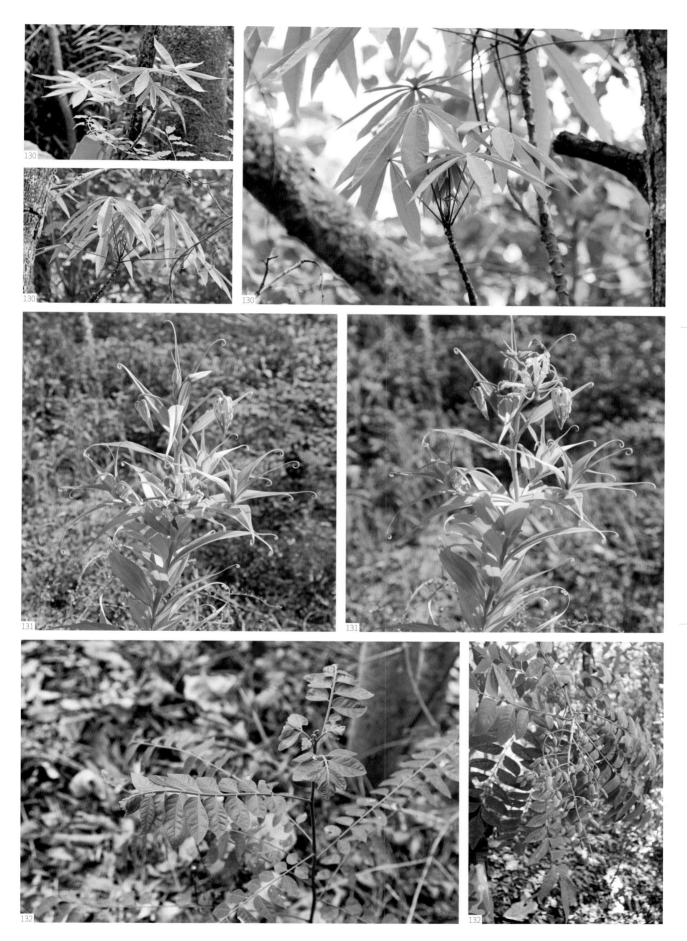

133

中文名

假蒟

Piper sarmentosum

俗名：荜茇菜、芦子叶

胡椒科 Piperaceae

傣名（音译）：帕些

（pa-xie）

傣文名：ᦕᧅ ᦵᦉᧆ

描述

功能：清热解毒，凉血止痒，消肿止痛。

基源及主治：叶煎水含漱，用于牙痛；茎、叶捣汁内服，用于食物中毒引起的恶心呕吐；干叶研末外擦，用于疥癣瘙痒；叶捣烂加酒炒热外敷，用于肢体关节疼痛、屈伸不利、肢体麻木疼痛。

134

中文名

假苹婆

Sterculia lanceolata

俗名：小红孩、赛苹婆

梧桐科 Bombaceae

傣名（音译）：锅良王

（guo-liang-wang）

傣文名：ᦂᦸ ᦵᦟᦲᧂ ᦞᦱᧂ

描述

功能：舒筋通络，祛风活血，消肿止痛。

基源及主治：根、叶水煎服，用于风寒湿痹证、肢体关节酸痛、屈伸不利、黄疸、产后风瘫、跌打损伤；种子水煎服，用于肺热咳嗽、驱虫等。

135

中文名

假鹊肾树

Streblus indicus

俗名：清水跌打树、滑叶跌打

桑科 Moraceae

傣名（音译）：埋央蒿

（mai-yang-hao）

傣文名：ᦺᦙᦦᦱᧂ ᦃᦱᧁ

描述

功能：清热解毒，消肿止痛，消炎止血。

基源及主治：叶烘烤后外敷，用于腮腺炎、颌下淋巴结肿痛；干燥茎皮研末，冷开水送服，用于吐血、便血、跌打损伤、各种出血症状。

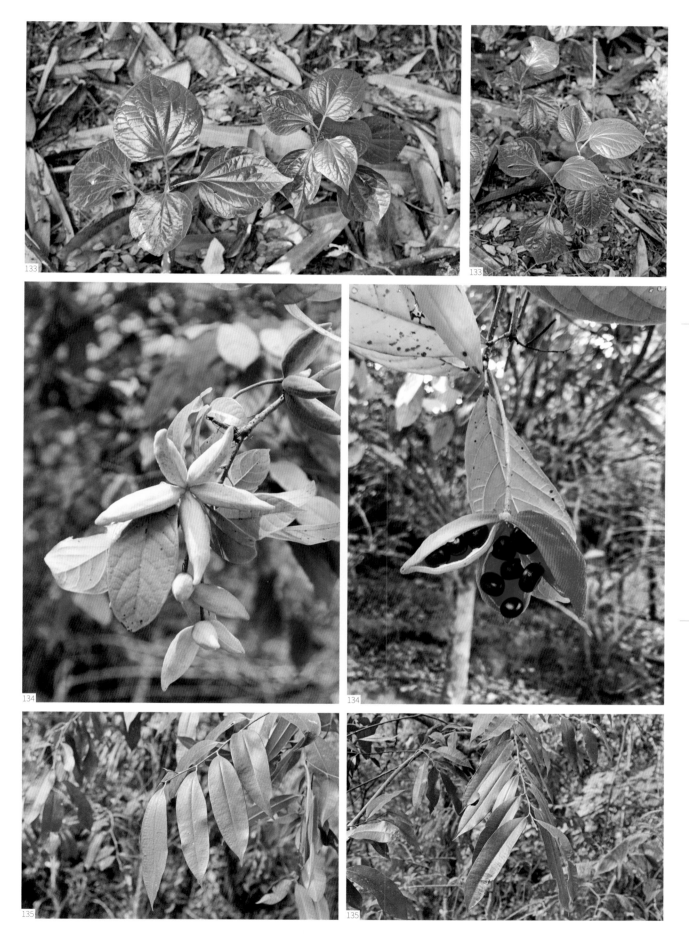

中文名

假山龙眼
Heliciopsis henryi

俗名：人字树

山龙眼科Proteaceae

傣名（音译）：么滚

（me-gun）

傣文名： လွှီဒ ကင

描述

功能： 清火解毒，补土健胃。

基源及主治： 心材水煎服，用于产后体弱多病、食物中毒、腹泻呕吐、头昏目眩。

中文名

假烟叶树
Solanum verbascifolium

俗名：洗碗叶、土烟叶

茄科 Solanaceae

傣名（音译）：锅法扁（guo-fa-bian）

傣文名：ကန လွှာ ဂဂၵရုၔ

描述

功能： 清热解毒，消肿止血。

基源及主治： 根水煎服，用于感冒发热、胃痛、疟疾、气管炎、扁桃体炎；叶捣烂外敷，止血。

中文名

尖尾芋
Alocasia cucullata

俗名：老虎芋、大附子

天南星科 Araceae

傣名（音译）：汪别

（wang-bie）

傣文名：ပနၵ ဂဂၕၔ

描述

功能： 补火通气，止咳化痰，消肿止痛。

基源及主治： 块根水煎汤色变红，内服，用于肺结核、支气管炎、咳喘；根茎捣烂外敷，用于毒虫叮咬、疗疮痈疖脓肿、蜂窝组织炎、风寒湿痹证、肢体关节酸痛、屈伸不利。

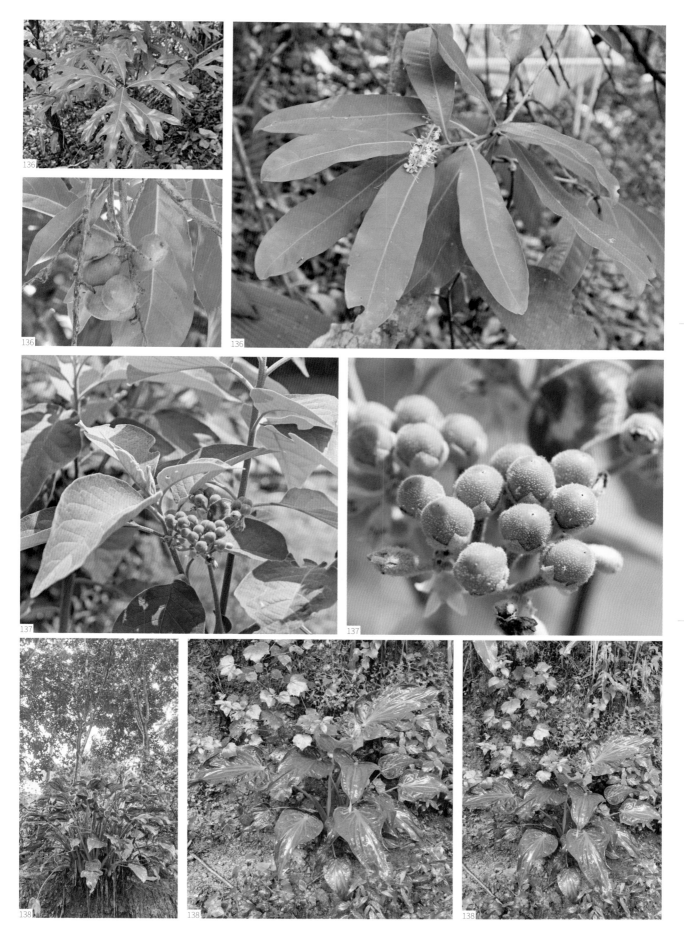

139	中文名	描述

東埔寨龙血树
Dracaena cochinchinensis

俗名：龙血树
百合科 Liliaceae
傣名（音译）：埋嘎筛
（mai-ga-shai）
傣文名：ᦂ ᦟᦲ ᦵ

功能：清火解毒，除风消疮，活血化瘀，消肿止痛，续筋接骨。
基源及主治：红色树汁干燥凝固磨粉，外敷，用于烧伤、烫伤、刀伤、枪伤、疗疮脓肿、外伤出血，跌打损伤、骨折等；水煎服，用于胃溃疡、胃出血、贫血、产后体弱多病、心慌心悸等；泡酒内服，用于风湿性关节炎、肢体筋骨肿胀疼痛等。

140	中文名	描述

箭毒木
Antiaris toxicaria

俗名：见血封喉
桑科 Moraceae
傣名（音译）：锅埋广
（guo-mai-guang）
傣文名：ᦂ ᦟᦲ ᦵ

功能：清热解毒，调气散结，消肿止痛。
基源及主治：树皮烤黄水煎服，用于恶心呕吐、不思饮食；鲜叶捣烂外敷，治疗疮痈疖脓肿；树汁有剧毒，慎用。

141	中文名	描述

箭根薯
Tacca chantrieri

俗名：老虎须、山大黄
箭根薯科 Taccaceae
傣名（音译）：咪火哇
（mi-huo-wa）
傣文名：ᦂ ᦟᦲ ᦵ

功能：清火解毒，消肿止痛，排脓生肌，止咳化痰。
基源及主治：块茎、叶捣烂外敷或捣汁涂抹，用于腹部刺痛、无名肿毒、疮疡肿毒、腮腺炎、颌下淋巴结肿痛、乳腺肿痛；块茎水煎服，用于咽喉肿痛、咳嗽痰多、胃溃疡、高血压、肠炎、痢疾、肺炎、肝炎等。传统坐药疗法常使用。

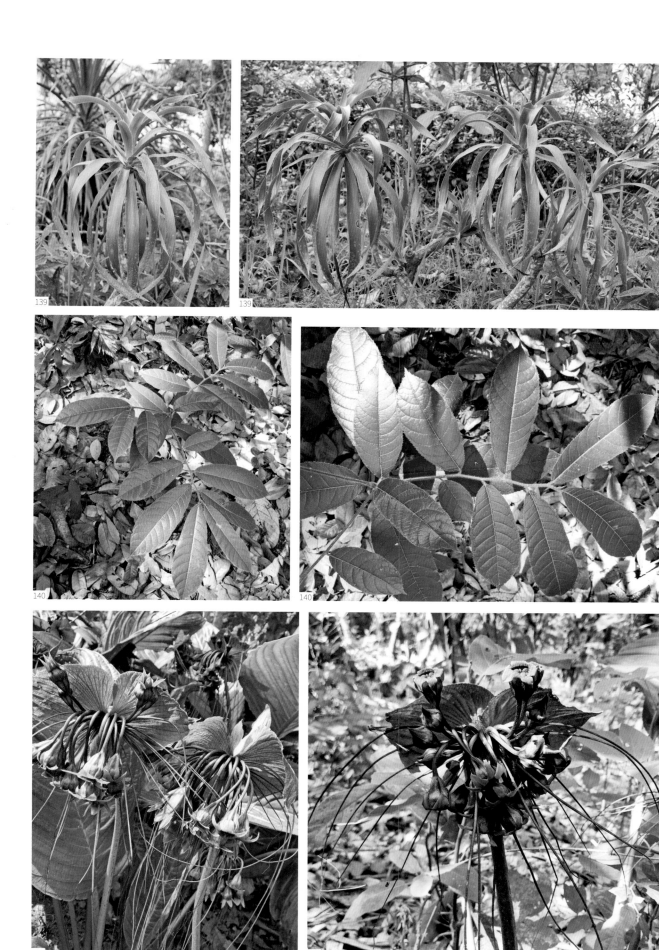

095

中文名

姜
Zingiber officinale

俗名：生姜

姜科 Zingiberaceae

傣名（音译）：辛

（xin）

傣文名：ᩛᩦᩅ

描述

功能：发汗解表，温肺止咳，除寒止呕，消肿止痛。

基源及主治：鲜块茎捣烂煎汤内服，加胡椒和红糖为引，用于痛经、风寒感冒、风湿性关节冷痛；干块茎碾粉内服，用于胃脘疼痛、胸腹胀满；叶捣烂加酒拌匀外敷，用于腹部冷痛、呕吐不止、痛经。传统熏蒸疗法常使用。

中文名

姜花
Hedychium coronarium

俗名：白草果、土羌活

姜科 Zingiberaceae

傣名（音译）：罗逮哼蒿

（luo-dai-heng-hao）

傣文名：ᨩᩣᩴᨤᩣ ᨠᩮᩨ ᩃᩣᨳᩢᩴ ᨡᩣ

描述

功能：清火解毒，除风祛湿，健胃消食。

基源及主治：块茎水煎服，用于感冒发热、风湿筋骨疼痛；果水煎服，用于消化不良、胃痛。

中文名

姜黄
Curcuma longa

俗名：郁金、黄姜

姜科 Zingiberaceae

傣名（音译）：毫命

（hao-ming）

傣文名：ᨳᩮᩢ ᨾᩮᩢᩢ

描述

功能：清火解毒，活血止痛，行气破淤，除风止痒。

基源及主治：块茎，捣烂外敷，用于跌打损伤、风寒湿痹症、疔疮痈疖脓肿、毒虫咬伤；捣汁内服，用于腹内痉挛剧痛、月经失调、痛经、闭经、心胸闷胀、腹胀腹痛。传统包药疗法、拖擦药物疗法常使用。

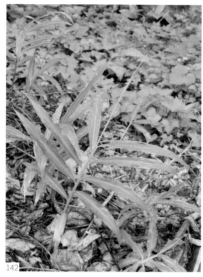
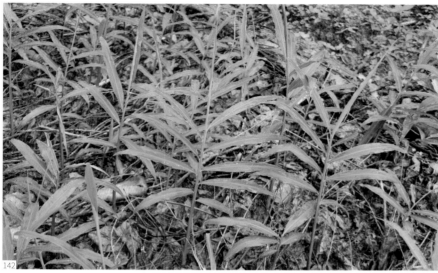
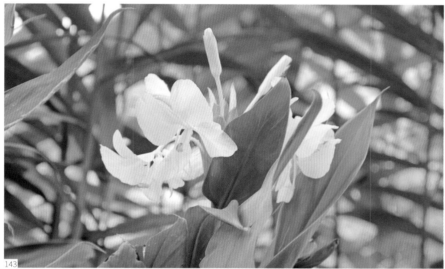
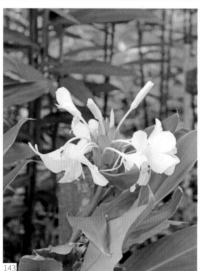
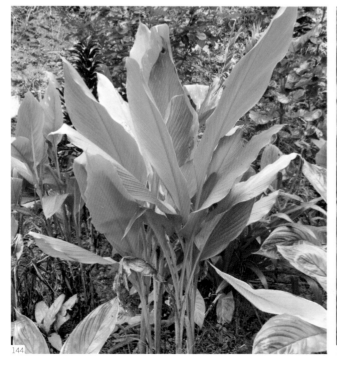
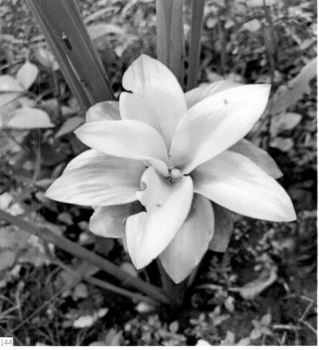

中文名	描述

浆果乌桕
Balakata baccata

俗名：山乌桕

大戟科 Euphorbiaceae

傣名（音译）：埋西里藤

（mai-xi-li-teng）

傣文名：ᦍᦸ ᦉᦱᦞᧈᦵ ᦜᦲᧉᦟᦳ

功能：活血调经，健胃消食。

基源及主治：根水煎服，用于月经不调、体弱消瘦、食积腹泻、畏寒怕冷、消化不良、脘腹胀痛、不思饮食等。

中文名	描述

降香黄檀
Dalbergia odorifera

俗名：海南黄花梨

豆科 Leguminosae

傣名（音译）：埋尖亮

（mai-jian-liang）

傣文名：ᦍᦸ ᦐᦻ ᦓᦱᦑ

功能：清火解毒，理气止痛，降逆止呕。

基源及主治：根、心材水煎服，用于咽喉肿痛、头晕目眩、胃脘胀痛、食物中毒、恶心呕吐、冠心病引起的心绞痛等。

中文名	描述

绞股蓝
Gynostemma pentaphyllum

俗名：毛果绞股蓝

葫芦科 Cucurbitaceae

傣名（音译）：芽哈摆

（ya-ha-bai）

傣文名：ᦊᦱᦖ ᦅ ᦛᦻ

功能：清热解毒，益气健脾、消肿利尿。

基源及主治：全草水煎服，用于体虚乏力、高血脂、病毒性肝炎、慢性胃炎、慢性支气管、肾炎。传统洗药疗法常使用。

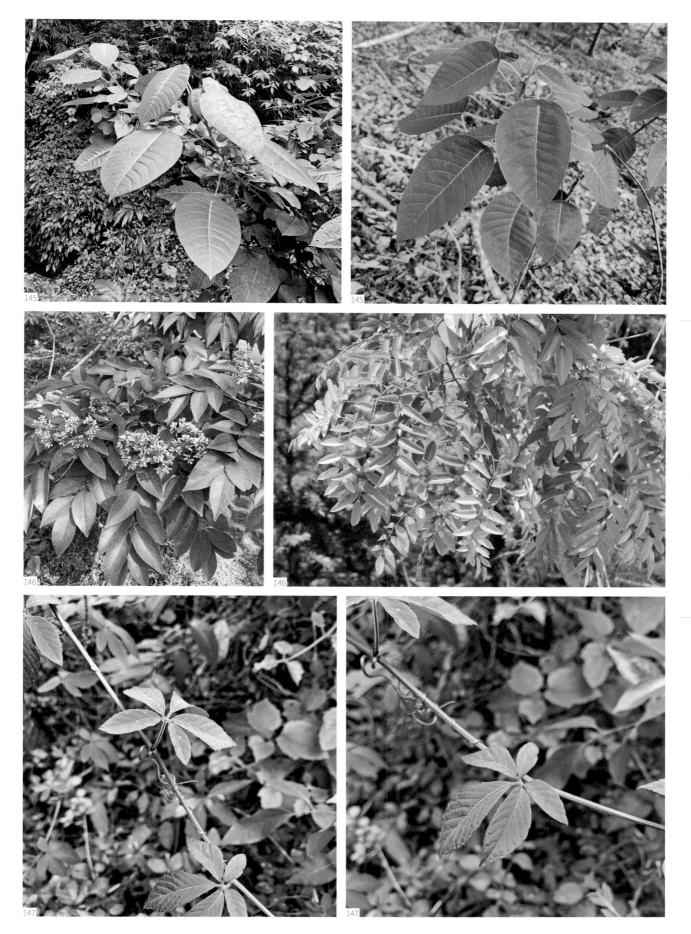

148
中文名

接骨草

Sambucus chinensis

俗名：血满草、除风草

忍冬科 Caprifoliaceae

傣名（音译）：芽沙板

（ya-sha-ban）

傣文名：ᨿᩣ ᩈ ᨷᩢ᩠ᨶ

描述

功能：祛风除湿，活血散淤，消肿止痛。

基源及主治：根水煎服，用于感冒、咳嗽、气管炎、扁桃体炎、小儿腹泻；根、叶捣烂外敷，用于接骨、接筋、关节脱位、痛风、跌打损伤、骨折肿痛、外伤出血、风湿痹痛；叶煎水洗，用于风疹、湿疹等。传统熏蒸疗法、洗药疗法、包药疗法常使用。

149
中文名

节鞭山姜

Alpinia conchigera

俗名：小红果姜

姜科 Zingiberaceae

傣名（音译）：贺哈囡

（he-ha-nuai）

傣文名：ᩉᩮᩬ ᩉᩣ ᨶ᩠ᩅᩱ

描述

功能：健胃消食，消肿止痛，通气解毒。

基源及主治：块茎泡酒内服，用于腹痛腹胀、不思饮食、消化不良；块茎捣烂外敷，用于毒虫咬伤。

150
中文名

羯布罗香

Dipterocarpus turbinatus

俗名：油树

龙脑香科 Dipterocarpaceae

傣名（音译）：埋南满养

（mai-nan-man-yang）

傣文名：ᨾᩱ᩶ ᨶᩣᩴ ᨾᩢ᩠ᨶ ᨿᩣ᩠ᨦ

描述

功能：清热解毒，消肿止血，杀菌止痒。

基源及主治：叶煎水洗或捣汁擦，用于疔疮疱疹、疥癣瘙痒；干叶碾细撒于伤口，用于外伤出血。

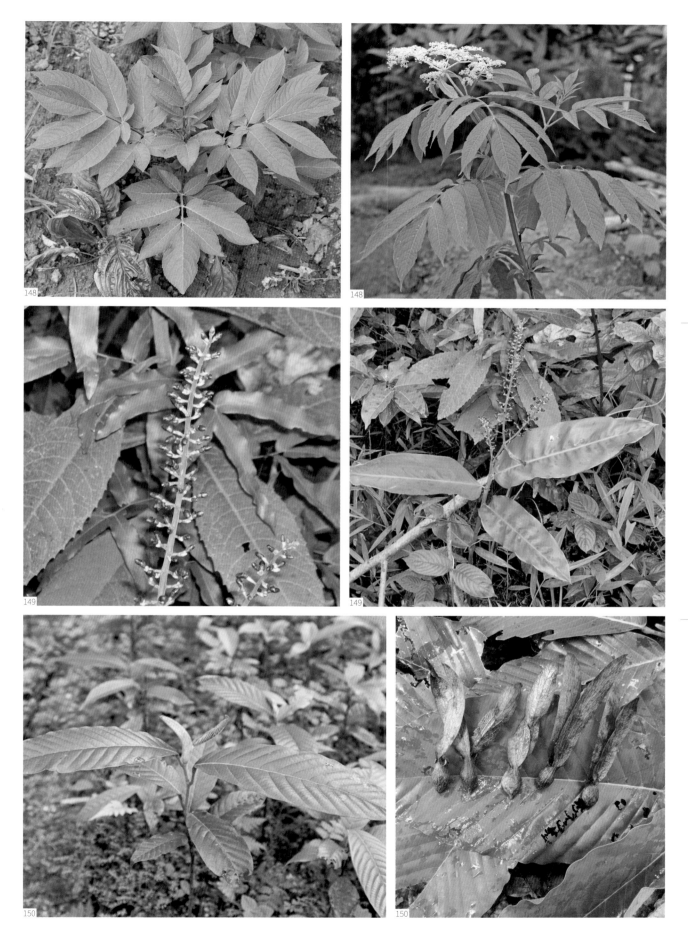

151

中文名

金刚纂

Euphorbia neriifolia

俗名：麒麟阁、火秧

大戟科 Euphorbiaceae

傣名（音译）：些林（xie-lin）

傣文名：ᩮᩈ᩠ᨿᩁ ᩃᩥ᩠ᨶ

描述

功能：清火解毒，消肿止痛，止咳止泻。

基源及主治：茎去表皮刺，烤熟食用，用于小儿哮喘、久咳不止；叶捣烂外敷，用于跌打损伤、疔疮肿毒；浆汁开水冲服，用于便秘。

152

中文名

金花果

Dioscorea cirrhosa

俗名：薯莨

薯蓣科 Dioscoreaceae

傣名（音译）：贺保勒（he-bao-le）

傣文名：ᩉᩬ ᨷᩮᩢᩣ ᩃᩮᩢᩤ

描述

功能：活血止血，理气止痛，清热解毒。

基源及主治：块茎水煎服，用于胃痛、跌打损伤、血瘀气滞、月经不调、妇女雪崩、咳嗽、咯血、风湿疼痛等。

153

中文名

金毛狗

Cibotium barometz

俗名：黄毛狗、猴毛头

蚌壳蕨科 Dicksoniaceae

傣名（音译）：故满贺（gu-man-he）

傣文名：ᨠᩩᩴ ᨾᩢ᩠ᨶ ᩉᩬ

描述

功能：补肾健体，消肿止痛，止血生肌。

基源及主治：根茎水煎服或泡酒内服，用于慢性类风湿关节炎、肝功能下降、肾虚、小便频、小便失禁；根茎捣烂或根茎黄毛外敷，用于烫伤、刀伤、擦伤、止血。

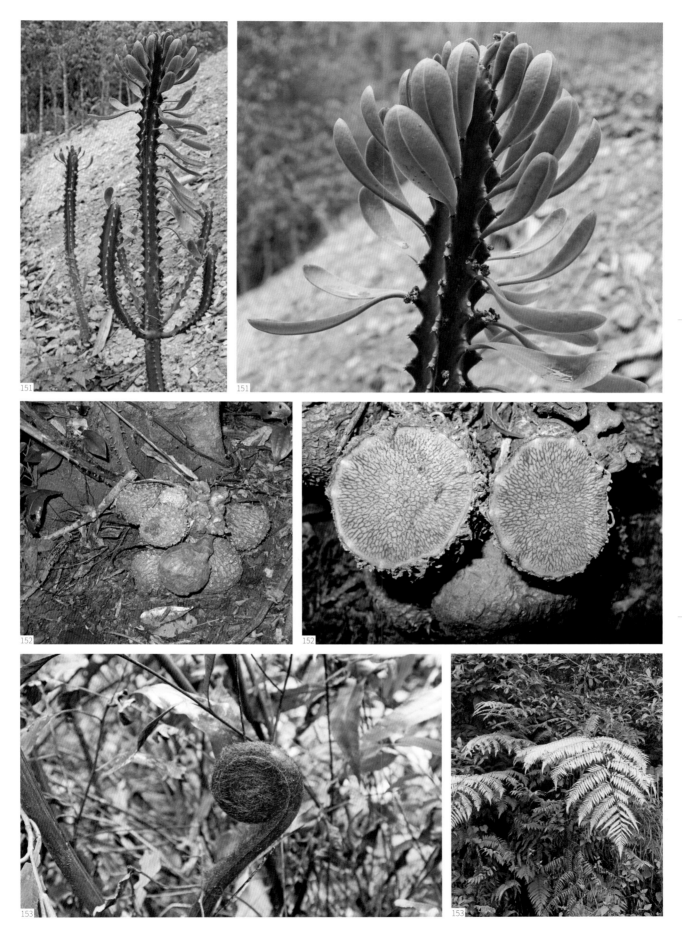

103

中文名

金荞麦
Fagopyrum dibotrys

俗名：酸荞菜、天荞麦

蓼科 Polygonaceae

傣名（音译）：帕崩宋

（pa-beng-song）

傣文名：ဈၢ ပုၣ်ပ ၁ၢၣ်ပ

描述

功能：清热解毒，排脓祛瘀，止咳平喘。

基源及主治：全草水煎服，用于肺脓疡、支气管炎、哮喘、关节肿胀、头顶痛、后脑痛、肺炎、扁桃体炎。

中文名

金粟兰
Chloranthus spicatus

俗名：鱼子兰、珠兰

金粟兰科 Chloranthaceae

傣名（音译）：妹滇

（mei-dian）

傣文名：ၶၢၠ် ၈ၢၣ်

描述

功能：祛风除湿，活血化瘀，消肿止痛。

基源及主治：根泡酒内服并外擦，用于风湿性关节炎、跌打损伤、腰腿疼痛，腰肌劳损、腰椎间盘突出、颈椎病等；根水煎服，用于月经不调、痛经、闭经；叶捣烂外敷，用于跌打损伤、骨折。

中文名

九翅豆蔻
Amomum maximum

俗名：大姜苗果、假砂仁

姜科 Zingiberaceae

傣名（音译）：贺姑

（he-gu）

傣文名：ၶၢ ၁ၢၣ်

描述

功能：健胃消食，除风止痛。

基源及主治：根捣烂加少量猪油、淘米水，外敷，用于关节疼痛、屈伸不便；果实水煎服，用于消化不良、胃痛、止吐。

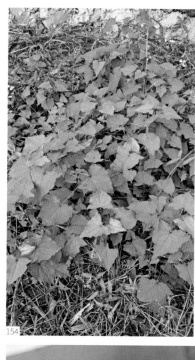

154

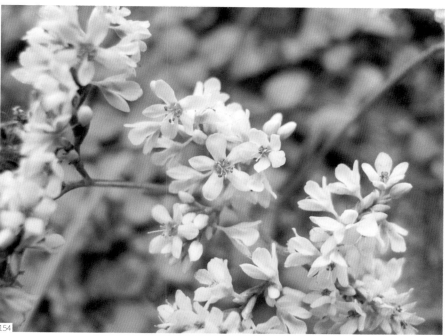

154

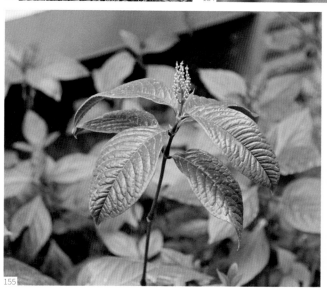

155

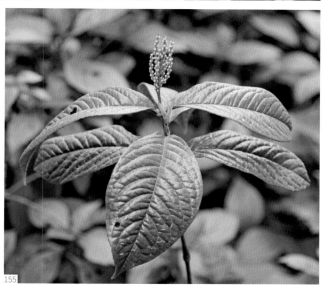

155

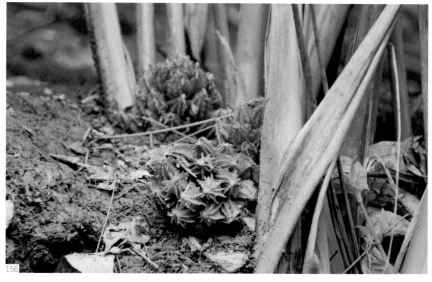

156

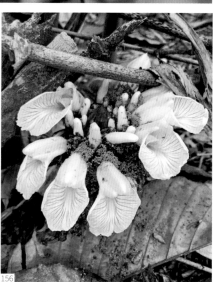

156

中文名

橘
Citrus reticulata

俗名：橘子

芸香科 Rutaceae

傣名（音译）：麻庄

（ma-zhuang）

傣文名：ဆၢၣ ၀ႜၡ

描述

功能： 调补水血，健胃消食，止咳平喘。

基源及主治： 果皮水煎服，治胃脘胀痛、不思饮食；果汁与蜂蜜调服，用于哮喘、头晕目眩、全身乏力、小儿咳喘。

中文名

聚果榕
Ficus racemosa

俗名：马郎果

桑科 Moraceae

傣名（音译）：锅勒金

（guo-le-jin）

傣文名：ကႜၣၣ၃ၿၣကႜၡၔ

描述

功能： 清热解毒，祛风除湿，活血止痛。

基源及主治： 根水煎服，用于腹痛，高热抽搐、小儿疳积、癫痫；果水煎服，用于咳嗽、呕吐不止、心慌心悸等。

中文名

决明
Cassia tora

俗名：草决明

豆科 Leguminosae

傣名（音译）：芽拉闷囡

（ya-la-men-nuai）

傣文名：ၿၣ၈ ႜၤ ၉ၿၣၣ ၣၔ၈

描述

功能： 清火解毒，镇静安神，除风止痛，利胆退黄。

基源及主治： 根水煎服，用于高血压、头晕头痛、失眠多梦、脘腹胀痛、急性结膜炎、角膜溃疡、青光眼、痈疖疮疡、胆汁病出现的黄疸、肋痛、疟疾、癫痫等。

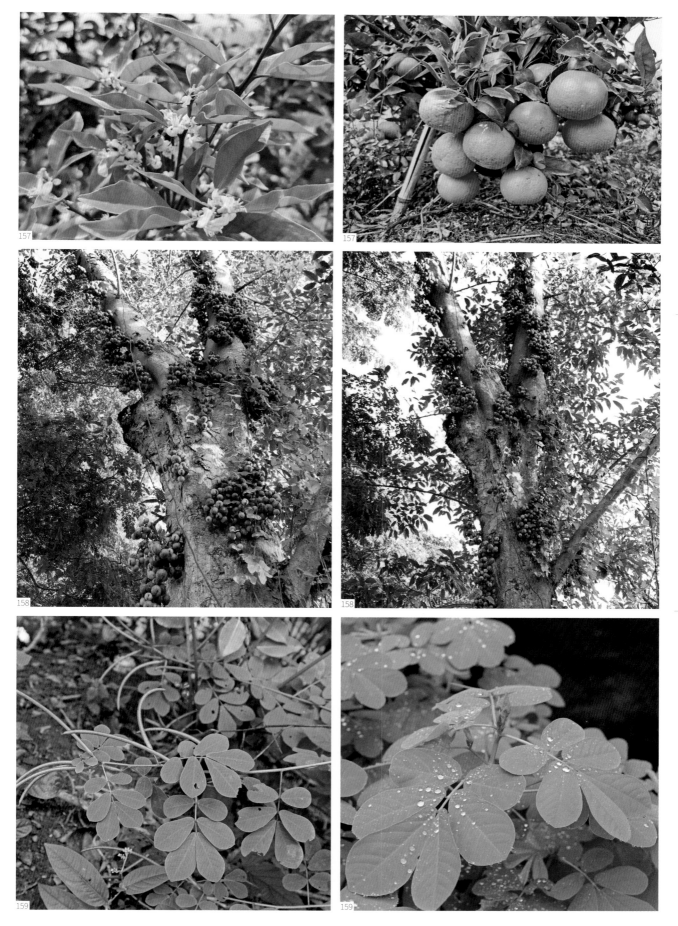

160

中文名

苦绳

Dregea sinensis

俗名：傣百解

萝藦科 Asclepiadaceae

傣名（音译）：雅解先达

（ya-jie-xian-da）

傣文名：[illegible]

描述

功能：消炎止痛，利尿祛湿，清火解毒。

基源及主治：根水煎服解酒、解食物和药物中毒；茎水煎服，用于疔疮斑疹、皮肤瘙痒，肺、食、气管肿块；叶水煎服，用于咽喉肿痛、口舌生疮、咳嗽痰多。传统熏蒸疗法常使用。

161

中文名

阔叶十大功劳

Mahonia bealei

俗名：刺黄柏、大树黄连

小檗科 Berberidaceae

傣名（音译）：先勒

（xian-le）

傣文名：[illegible]

描述

功能：清火解毒，利胆退黄。

基源及主治：根、茎，水煎服，用于肝炎、黄疸病、小便热涩疼痛、腹痛腹泻、红白下痢等；水煎洗，用于无名肿痛、皮肤疔疥疮痈等。传统坐药疗法常使用。

162

中文名

腊肠树

Cassia fistula

俗名：牛角树、波斯皂荚

豆科 Leguminosae

傣名（音译）：锅拢良

（guo-long-liang）

傣文名：[illegible]

描述

功能：清火解毒，利水化石，消肿止痛，除风止痛，润肠通便。

基源及主治：茎皮水煎服，用于热疯所导致口舌生疮、无名肿毒、便秘；叶捣烂外敷，用于风湿骨痛、跌打损伤、中风偏瘫后遗症、酒后肢体麻、肢体关节疼痛；叶水煎洗，用于疔疮斑疹、皮肤瘙痒；果仁嚼服或碾粉温水冲服，用于腹胀便秘。传统睡药疗法、熏蒸疗法、洗药疗法、拖擦药物疗法常使用。

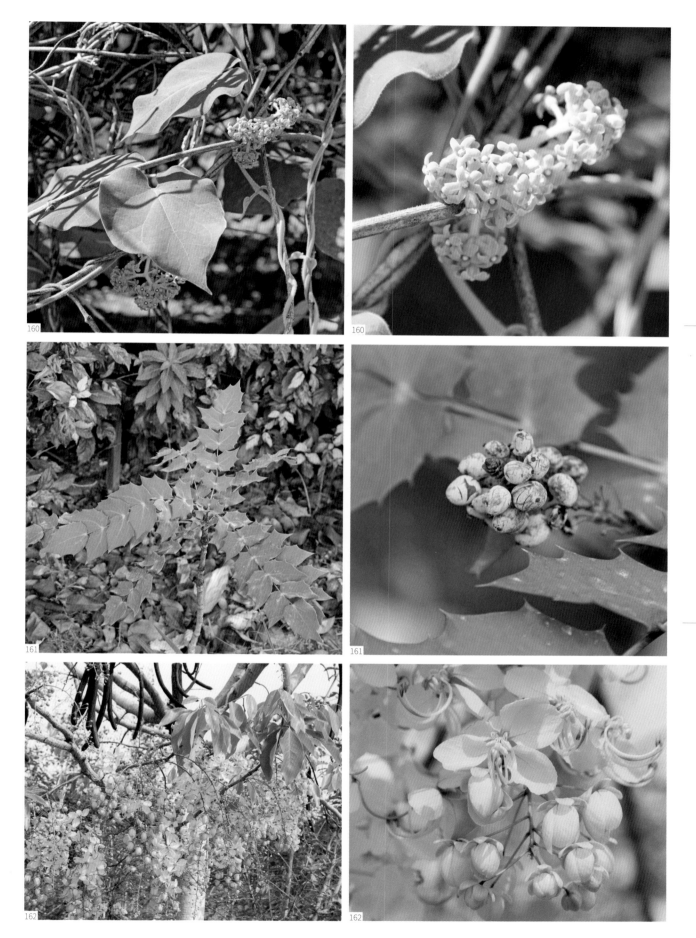

中文名

蓝花草
Ruellia brittoniana

俗名：翠芦莉、墨西哥矮牵牛
爵床科 Acanthaceae
傣名（音译）：芽罗说
（ya-luo-shuo）
傣文名：ᦵᦶᦇᦱ ᦟᦳᧂ ᦉᦳᧅ

描述

功能：清热解毒，消肿止痛。

基源及主治：根、叶捣烂外敷或煎水洗，用于无名肿毒、疔疮脓肿、湿疹、皮肤瘙痒、毒虫叮咬等。

中文名

了哥王
Wikstroemia indica

俗名：雀儿麻、哥春光
瑞香科Thymelaeaceae
傣名（音译）：麻晚那
（ma-wan-na）
傣文名：ᦖᦱᧅ ᦝᦲ ᦵᦓᦰ

描述

功能：清热解毒，化痰散结，消肿止痛。

基源及主治：根水煎服，用于哮喘、咽喉炎、瘰疬、痈肿、风湿痛、百日咳、跌打损伤、肺痨、除瘀；叶和盐捣烂外敷，用于拔毒消肿、痈疮、无名肿毒等。

中文名

鳢肠
Eclipta prostrata

俗名：旱莲草、墨水草
菊科 Compositae
傣名（音译）：皇旧
（huang-jiu）
傣文名：ᦷᦆᧄ ᦂᦷᦡᦰ

描述

功能：清火解毒，解痉止痛。

基源及主治：全草，捣汁内服并外擦，用于四肢冰冷、痉挛剧痛、高热惊厥、抽搐；水煎服，用于下痢红白、腹部扭痛；煎汤外洗，用于疮疡溃烂。传统睡药疗法、包药疗法常使用。

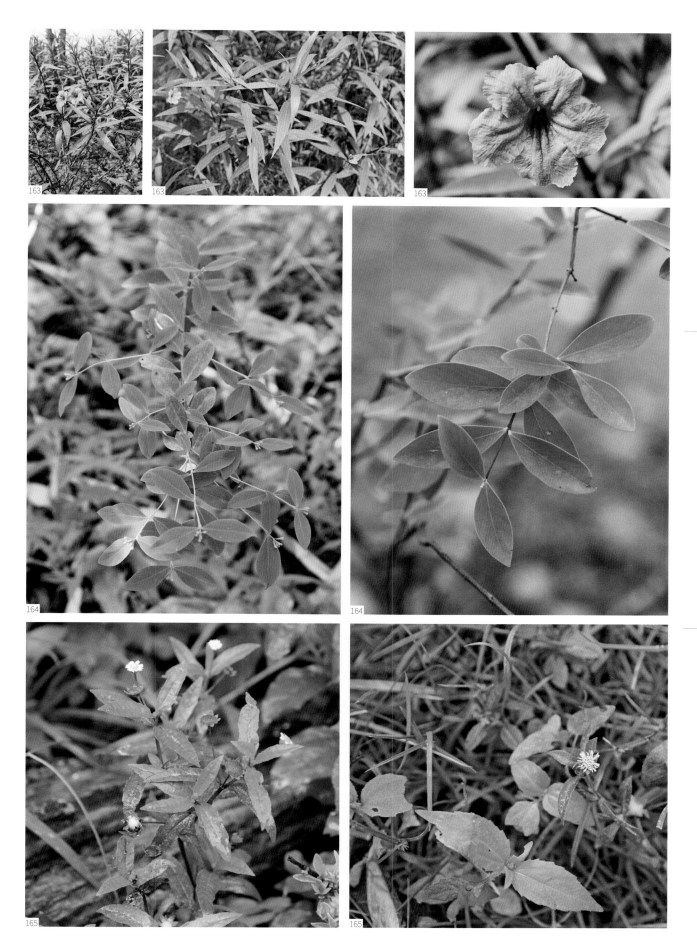

中文名

镰叶西番莲
Passiflora wilsonii

俗名：锅铲叶、半截观音
西番莲科 Passifloraceae
傣名（音译）：芽婻坝
（ya-nan-ba）
傣文名：ဖင်္ဂ ၵၢၵ ဖင်္ဂ

描述

功能：补火提气，强精增髓，补肾健体。

基源及主治：根、茎水煎服，用于月经不调、腰酸腿痛、阳痿、遗精、肾虚、早泄、宫寒不孕、早衰。

中文名

龙舌兰
Agave americana

俗名：大剑叶木、番麻
石蒜科 Amaryllidaceae
傣名（音译）：锅些仗
（guo-xie-zhang）
傣文名：ကႜ ၵၵၵၼ ၵၢၵၡ

描述

功能：消炎止痛，杀菌止痒。

基源及主治：叶捣烂外敷，用于烧烫伤、痈疮肿痛、疥癣。

中文名

芦荟
Aloe vera

俗名：狼牙掌、油葱
百合科 Liliaceae
傣名（音译）：芽朗
（ya-lan）
傣文名：ဖင်္ဂ ၡၡ

描述

功能：清热解毒，消肿止痛，杀菌消炎。

基源及主治：叶分泌物外敷，用于烧伤、烫伤、刀伤、擦伤；叶水煎服，用于咳嗽、血尿、白浊、解毒。

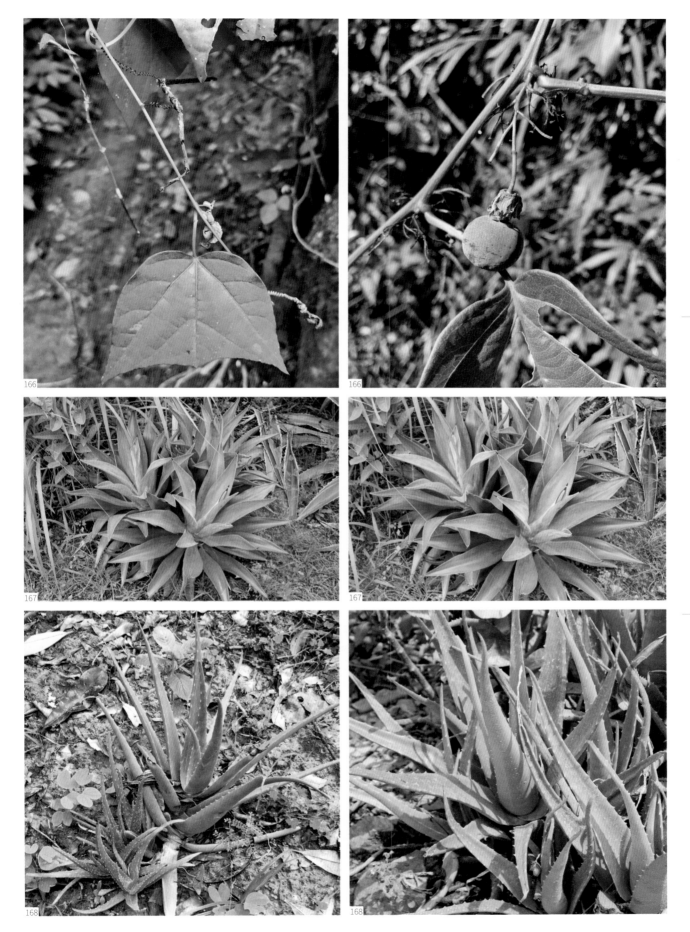

卵叶巴豆

Croton caudatus

俗名：毛叶巴豆

大戟科 Euphorbiaceae

傣名（音译）：沙梗

（sha-geng）

傣文名：ဿ ၈ၚ

功能： 除风止痛，退热镇痉，通气活血，通便泻下。

基源及主治： 根、嫩茎、叶捣烂外敷，用于风寒湿痹证、肢体屈伸不利、高热惊厥；果实晒干碾粉内服，用于胸肋满闷、便秘。

卵叶蜘蛛抱蛋

Aspidistra typica

俗名：粽子叶、亮叶粽粑叶

百合科 Liliaceae

傣名（音译）：保摆溜

（guo-bai-liu）

傣文名：ၯၔ ၚ ၗၛၢ

功能： 活血散瘀，接骨止痛，消炎解毒。

基源及主治： 水煎服，用于痢疾、疟疾、风湿痹痛、肾虚腰腿痛、消化不良、肺结核、支气管炎、小儿高烧；捣烂撒白酒炒热外敷，接骨、跌打损伤。

罗勒

Ocimum basilicum

俗名：金盖、荆芥

唇形科 Labiatae

傣名（音译）：广哥

（guagn-ge）

傣文名：ၓၔၢ ၓၔၖ

功能： 解表祛风，行气活血，解毒消肿。

基源及主治： 全草，水煎服，用于头痛、偏头痛、感冒、消化异常、肌肉疼痛、月经不调、咳嗽、鼻塞、风湿、呼吸道感染等；捣烂外敷，用于毒蛇咬伤和蚊虫叮咬。传统熏蒸疗法常使用。

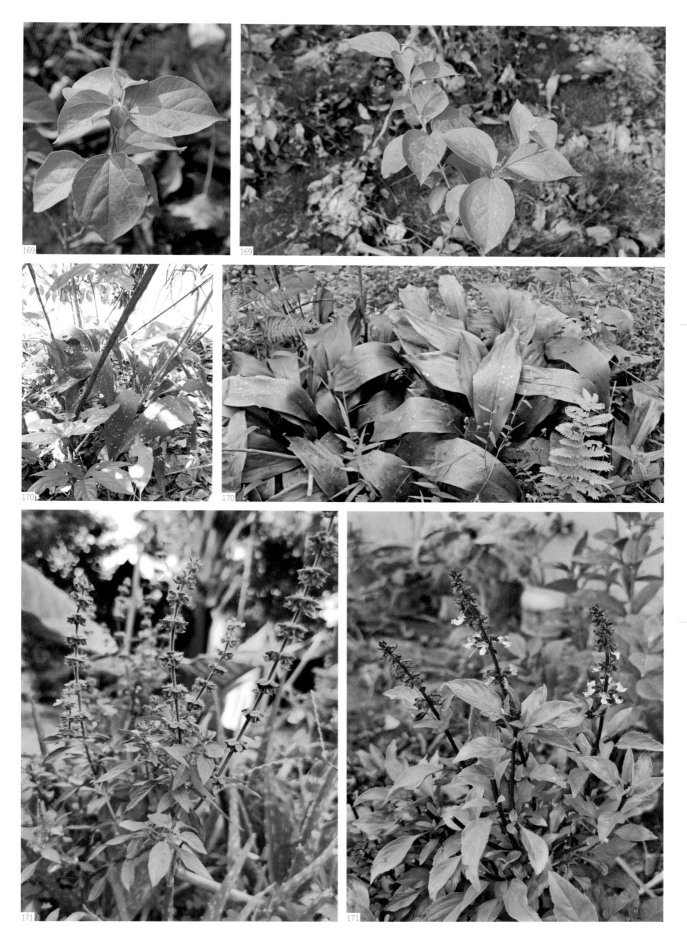

萝芙木
Rauvolfia verticillata

俗名：细叶矮坨坨、鸡眼子
夹竹桃科 Apocynaceae
傣名（音译）：锅麻三端囝
（guo-ma-san-duan-nuai）
傣文名：ကၢ ၍ သၢၵ ၱၼၢ ၌ၢၼ

功能：清火解毒，除风止痛。

基源及主治：根水煎服，用于高血压、头痛失眠、感冒发热、癫痫、肝炎、胆囊炎、咽喉肿痛；根捣烂外敷，用于风湿骨痛、跌打损伤、毒蛇咬伤。

落地生根
Bryophyllum pinnatum

俗名：打不死、不死鸟
景天科 Crassulaceae
傣名（音译）：晚菲
（wan-fei）
傣文名：ဖၢၸၵ ၂၆

功能：清火解毒，消肿止痛，敛疮收口。

基源及主治：根、嫩茎叶水煎服，用于腹痛腹泻、下痢红白；叶捣汁滴耳，用于中耳炎；叶捣烂外敷，用于创伤出血、烫伤、肢体关节红肿热痛、跌打损伤、骨折。传统包药疗法常使用。

落葵
Basella alba

俗名：藤三七、豆腐菜
落葵科 Basellaceae
傣名（音译）：帕点郎
（pa-dian-lang）
傣文名：ဃၢၸၵၡ

功能：清热利湿、解毒凉血。

基源及主治：根与畜禽肉同炖服，用于便秘、小便短涩、胸脯郁闷、痢疾、便血、斑疹、贫血；叶水煎服，用于咳嗽、预防口腔溃疡。

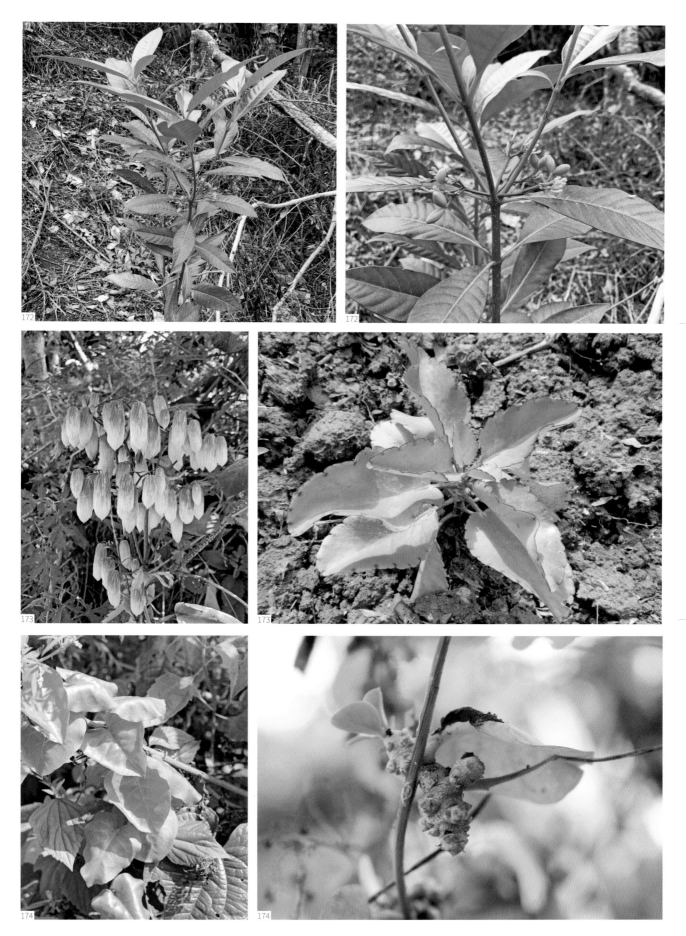

175

中文名

麻风树

Jatropha curcas

俗名： 膏桐、小桐子

大戟科 Euphorbiaceae

傣名（音译）： 麻烘罕（ma-hong-han）

傣文名： ᨾᩣ᩠ᨠ ᩉᩩ᩠ᨦᩉ ᩉ᩠ᨶ

描述

功能： 清热解毒，排脓生肌，散淤消肿。

基源及主治： 根、茎水煎服，用于头痛、眩晕、腰酸腿痛、高血压、急性胃肠炎腹痛、霍乱吐泻；叶水煎洗，用于湿疹、麻疹、皮肤瘙痒，捣烂外敷，用于骨折、跌打肿痛、创伤出血。

176

中文名

马齿苋

Portulaca oleracea

俗名： 五行草、瓜子菜

马齿苋科 Portulacaceae

傣名（音译）： 帕拔凉（pa-ba-liang）

傣文名： ᨹᩢ᩠ᨠ ᨷᩢ᩠ᨯᨦ ᨶᩯ᩠ᨶᩁᩱ

描述

功能： 清热解毒，凉血消肿，利尿通淋。

基源及主治： 全草水煎服或捣汁内服，用于小便黄、急性痢疾、痈肿疮毒、咽喉肿痛、发热无汗、热淋、血淋、下痢脓血；捣烂外敷，用于多年恶疮。

177

中文名

马缨丹

Lantana camara

俗名： 七色梅、五色梅

马鞭草科 Verbenaceae

傣名（音译）： 沙板阿（sha-ban-a）

傣文名： ᩈ ᨷᩢ᩠ᨶ ᩋᩣ

描述

功能： 清热解毒，除风止痒。

基源及主治： 根水煎服，用于风热感冒、流感、腮腺炎、高热不退、腹痛吐泻；茎、叶水煎洗，用于皮炎、湿疹、麻疹、风疹、皮肤瘙痒等。

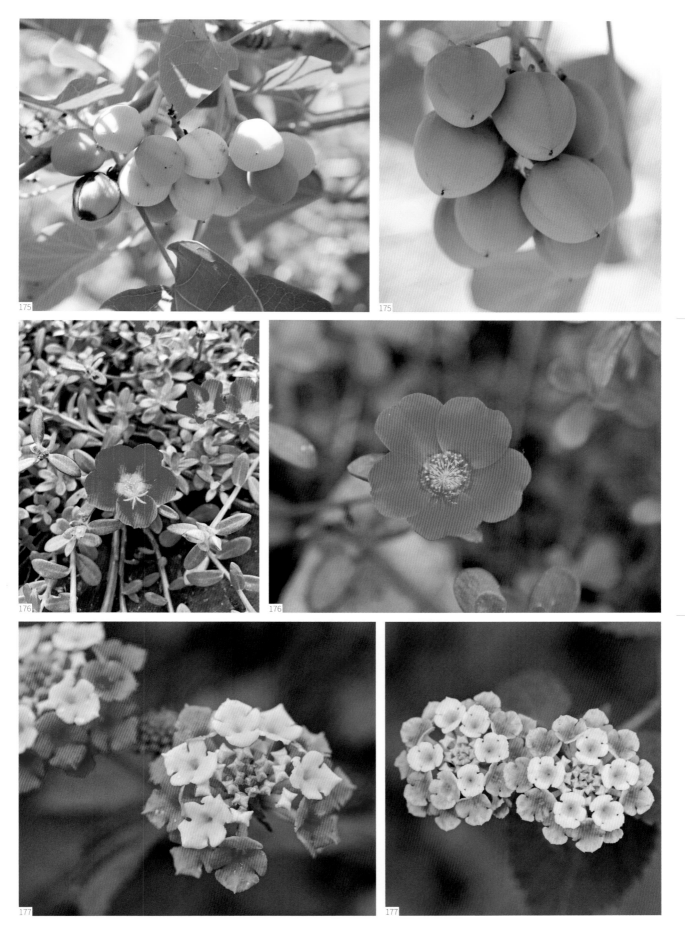

中文名

芒萁
Dicranopteris pedata

俗名：铁芒萁
里白科 Gleicheniaceae
傣名（音译）：故岗
（gu-gang）
傣文名：ကၠ၃ၯၜၜၛ

描述

功能：清热解毒，散淤止血，消肿止痛。

基源及主治：根水煎服，用于鼻衄、肺热咯血、尿道炎、膀胱炎、小便不利、水肿、月经过多、血崩、白带；全草捣烂外敷，用于创伤出血、跌打损伤、烧烫伤、骨折、蜈蚣咬伤等。

中文名

毛车藤
Amalocalyx yunnanensis

俗名：酸果藤、酸扁果
夹竹桃科 Apocynaceae
傣名（音译）：麻兴哈
（ma-xing-ha）
傣文名：ဖၢၯၛ§ဖၜၯ၁

描述

功能：清热解毒，催乳通乳。

基源及主治：根水煎服，用于产后乳汁不下、乳汁稀少。

中文名

毛九节
Psychotria pilifera

俗名：银脉小功劳、小功劳
茜草科 Rubiaceae
傣名（音译）：芽摆恩
（ya-bai-en）
傣文名：ဖၢၔ ၻၝ ၅ဖၜၚ

描述

功能：清火解毒，利水除湿，涩肠止泻。

基源及主治：全草水煎服，用于腹痛腹泻、赤白下痢、小便热涩疼痛、尿路结石、风湿热痹证、肢体关节红肿热痛、屈伸不利。

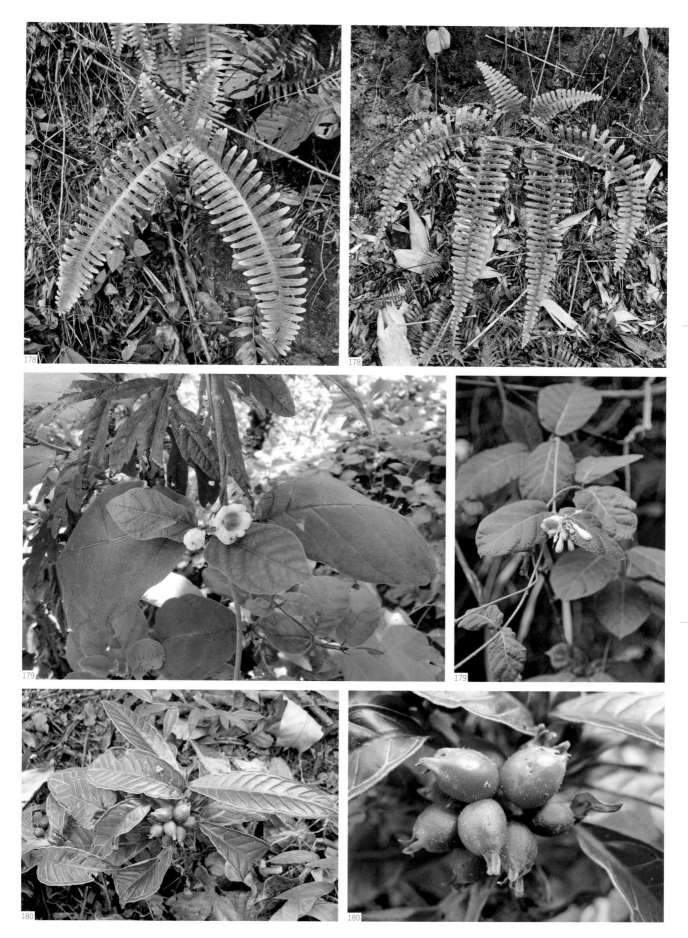

178

178

179

179

180

180

121

	中文名	描述

181

毛杨梅
Myrica esculenta

俗名：山杨梅、野杨梅

杨梅科Myricaceae

傣名（音译）：埋路囡

（mai-lu-nuai）

傣文名：ဝ္ဂၚ ၃၃ⴿ၆ ၅ၢ၆

功能： 清火解毒，散淤消肿。

基源及主治： 根、茎皮水煎服或泡酒内服，用于腹泻、痢疾、肠炎、腰肌劳损、跌打损伤；茎皮捣汁外擦，用于湿疹、麻疹、秃头疮、疔疮脓肿等。

182

密花胡颓子
Elaeagnus conferta

俗名：羊奶果

胡颓子科 Elaeagnaceae

傣名（音译）：麻乱（ma-luan）

傣文名：ၐၢ ၆ ၉ၽၑ၆

功能： 祛风利湿，散淤止血，止咳平喘，消食止痢。

基源及主治： 根水煎服，用于传染性肝炎、小儿疳积、风湿关节痛、咯血、吐血、便血、崩漏、白带、跌打损伤；叶水煎服，用于支气管炎、咳嗽、哮喘；果水煎服，用于肠炎、痢疾、食欲不振。

183

木本曼陀罗
Datura arborea

俗名：大树曼陀罗

茄科 Solanaceae

傣名（音译）：麻克巴

（ma-ke-ba）

傣文名：ၐၢ ၆ၣၼ ၀၁၆

功能： 镇静麻醉，缓解疼痛，平喘止咳。

基源及主治： 根泡酒内服，用于风湿疼痛、跌打损伤、筋骨疼痛；叶烘干研碎，卷成纸烟吸，用于支气管哮喘、慢性喘息性支气管炎；叶水煎洗或捣汁外擦，用于脚气、脱肛、痈疽、疮疖等。

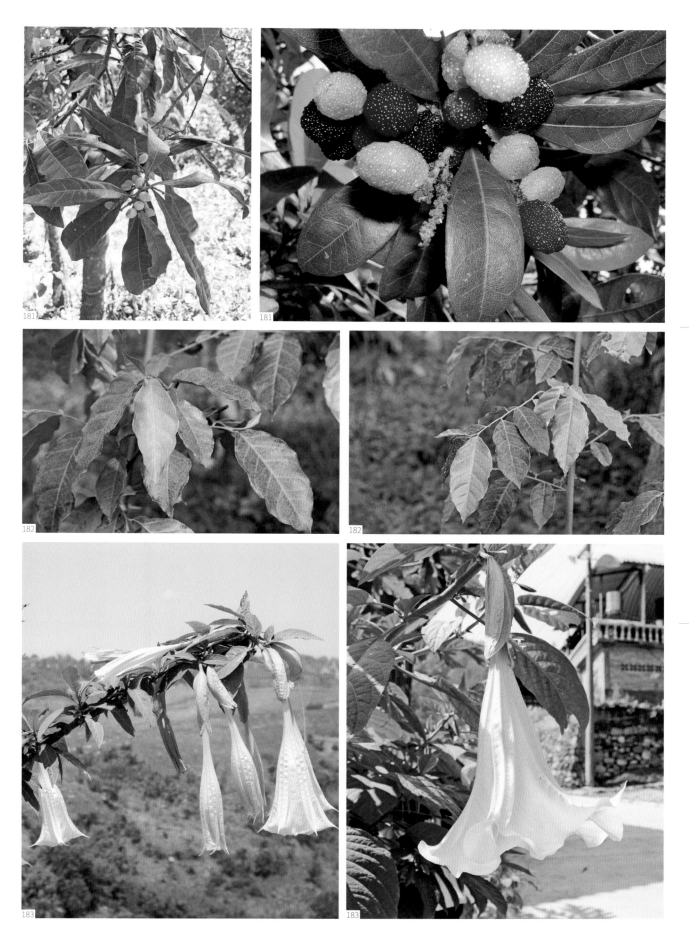

181

181

182

182

183

183

123

木豆

Cajanus cajan

俗名：野黄豆、三叶豆

豆科 Leguminosae

傣名（音译）：拖些

（tuo-xie）

傣文名：ငွေ ၰၵၞၺ

功能：清热解毒，补中益气，杀菌止痒。

基源及主治：根水煎服，用于产后消瘦、体弱缺乳；叶捣烂压汁擦四肢，用于小儿高热惊厥；叶煎水洗，用于荨麻疹、疔疮脓肿。

木芙蓉

Hibiscus mutabilis

俗名：木槿、芙蓉花

锦葵科 Malvaceae

傣名（音译）：罗三批

（luo-san-pi）

傣文名：၃ၕႃၤ ၃ ၰၻ႙၅

功能：清热利湿，凉血解毒。

基源及主治：花水煎服，用于吐血、子宫出血、火眼、疮肿、肺痈；花、叶煎水洗，用于痈疽肿毒；花晒干，研末，麻油调搽，用于水烫伤、灸疮不愈。

木蝴蝶

Oroxylum indicum

俗名：千张纸、海船

紫葳科 Bignoniaceae

傣名（音译）：锅楞嘎

（guo-leng-ga）

傣文名：ကၠ ၰၪၻ�႟ၵ႙ ကၖ

功能：清火解毒，敛疮止痒，利水退黄，润肠通便。

基源及主治：根水煎服，用于黄疸病、白胆病、眩晕头痛、咳嗽；茎皮捣烂外敷或外擦，用于四肢关节红肿热痛、屈伸不利；茎皮煎汤含漱，用于口腔溃疡、口舌生疮；茎皮煎汤冷敷，用于水火烫伤；种子水煎服，用于肺热咳嗽、肝胃气痛、清热利湿。传统坐药疗法常使用。

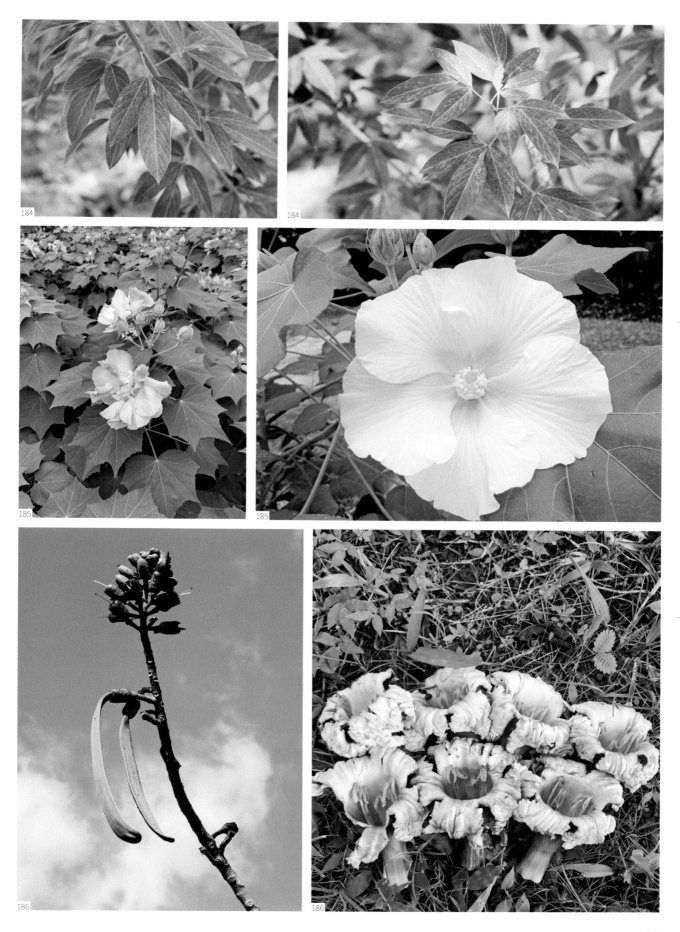

中文名

木棉
Bombax malabaricum

俗名：攀枝花、红棉树

木棉科 Bombacaceae

傣名（音译）：锅埋牛

（guo-mai-niu）

傣文名：ကၞဲ ၹၞၛၮ ၵၟၛၮ

描述

功能：清火利水，消肿止痛，凉血止血，润肠通便。

基源及主治：根、茎皮捣烂外敷，用于动物咬伤；茎皮、花水煎服，用于各类型肝炎、感冒咳嗽、痰多喘息、便秘、吐血、产后流血不止。

中文名

木奶果
Baccaurea ramiflora

俗名：三丫果、野树葡萄

大戟科 Euphorbiaceae

傣名（音译）：锅麻菲

（guo-ma-fei）

傣文名：ကၞ ၹၟၞၙ ၡၣ

描述

功能：清热解毒，止咳平喘。

基源及主治：茎皮水煎服，止咳、定喘、消烦解渴、解菌毒；果煎水洗，用于香港脚、皮炎。

中文名

木薯
Manihot esculenta

俗名：树葛、大树山药

大戟科 Euphorbiaceae

傣名（音译）：蛮牛（man-niu）

傣文名：ၹၮ ၵၟၛၮ

描述

功能：消肿止痛，排脓生肌，散淤消肿。

基源及主治：叶捣烂外敷，用于痈疽疮疡，瘀肿疼痛，跌打损伤、外伤肿痛、疥疮、顽癣等。

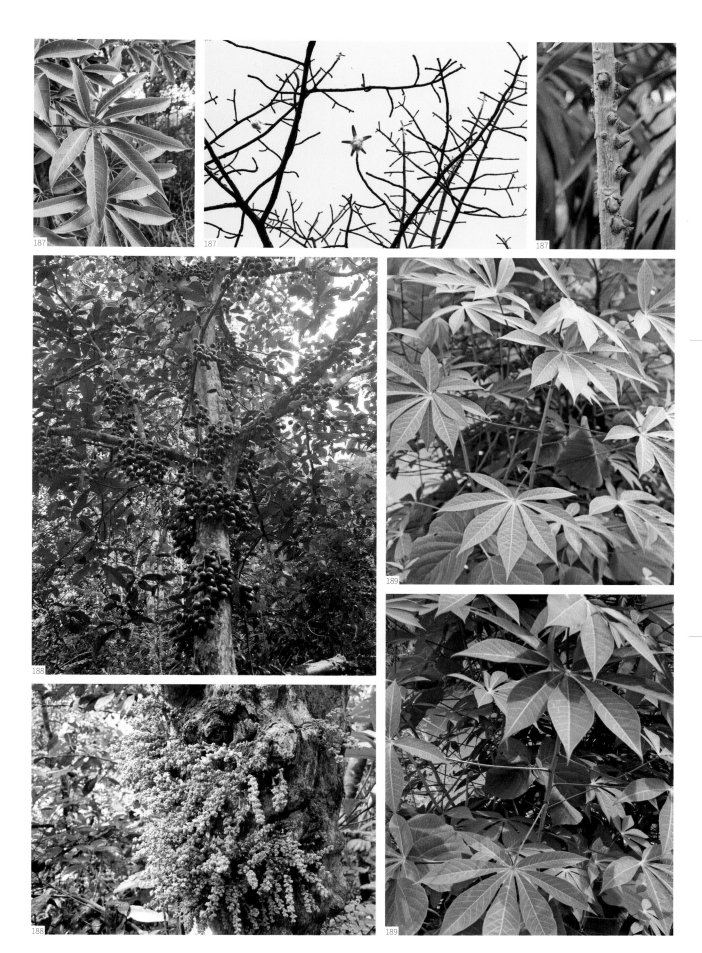

中文名

木紫珠
Callicarpa arborea

俗名：白叶木树

马鞭草科 Verbenaceae

傣名（音译）：埋帕波

（mai-pa-bo）

傣文名：ဝၵ်ႈသၢၵ်ႈ

描述

功能：清热解毒，消肿止血，祛风除湿。

基源及主治：根水煎服，用于咽喉肿痛、胃出血、解毒、风湿骨痛；叶捣烂外敷，用于外伤出血、蚂蟥咬伤出血、吐血。

中文名

南瓜
Cucurbita moschata

俗名：倭瓜、番瓜

葫芦科 Cucurbitaceae

傣名（音译）：麻巴罕

（ma-ba-han）

傣文名： မၢၵ်ႈၾၵ်ႈ

描述

功能：消火解毒，消肿止痛，祛风除湿，杀菌驱虫。

基源及主治：根晒干研成细粉，用棉花蘸适量塞牙，用于牙痛；叶捣烂外敷手足，用于中风偏瘫、半身不遂、肢体麻木疼痛；果柄水煎服，用于咽喉肿痛、吞咽不利；果柄磨水内服外搽，用于耳根疼痛；种子炒黄碾细，配槟榔水煎服，用于肠道寄生虫。

中文名

南山藤
Dregea volubilis

俗名：苦藤花、苦菜藤

萝摩科 Asclepiadaceae

傣名（音译）：嘿吻母

（hei-wen-mu）

傣文名：ၵ်ဢုၺ်ၺၵ

描述

功能：清火解毒，祛风除湿。

基源及主治：全草水煎服，用于感冒、气管炎、食道炎、胃炎、痢疾便血、食欲不振、神经衰弱。

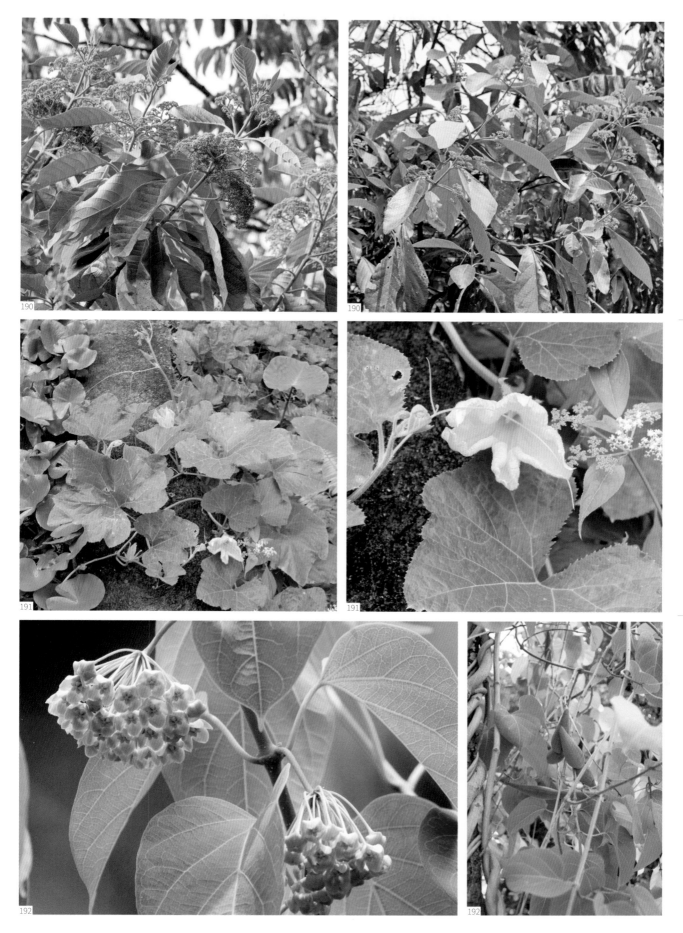

中文名

尼泊尔桤木
Alnus nepalensis

俗名：旱冬瓜、蒙自桤木
桦木科 Betulaceae
傣名（音译）：埋外
（mai-wai）
傣文名：ၡၕ ၐၥ

描述

功能：清火解毒，生肌敛疮，涩肠止泻，利胆退黄。

基源及主治：根、茎皮水煎服，用于黄疸病、鼻出血、腹痛腹泻、红白下痢；叶捣烂加入酒炒热包敷，用于风湿关节疼痛、跌打损伤、骨折；茎皮用水磨汁外搽，用于黄水疮；茎皮干燥碾粉外搽，用于外伤出血。

中文名

尼泊尔水东哥
Saurauia napaulensis

俗名：牛嗓管树、山地水东哥
猕猴桃科Actinidiaceae
傣名（音译）：埋习莫
（mai-xi-mo）
傣文名：ၡၕ ၐၟၕ ၐၥၚ

描述

功能：散淤活血，消肿止痛。

基源及主治：根捣烂外敷，用于慢性骨髓炎；茎皮捣烂外敷，用于跌打损伤、骨折；种子水煎服，用于泌尿系统结石。

中文名

柠檬
Citrus limon

俗名：益母果、益母子
芸香科 Rutaceae
傣名（音译）：麻脑
（ma-nao）
傣文名：ၕၥၚ ၐၥၚ

描述

功能：清火解毒，消肿止痛，润肺止咳。

基源及主治：果去皮舂细外擦，用于腮腺炎、颌下淋巴结肿痛、乳房胀痛；果榨汁冷水冲服或含漱，用于中暑、口苦咽干、咽喉肿痛、咳嗽、牙痛。

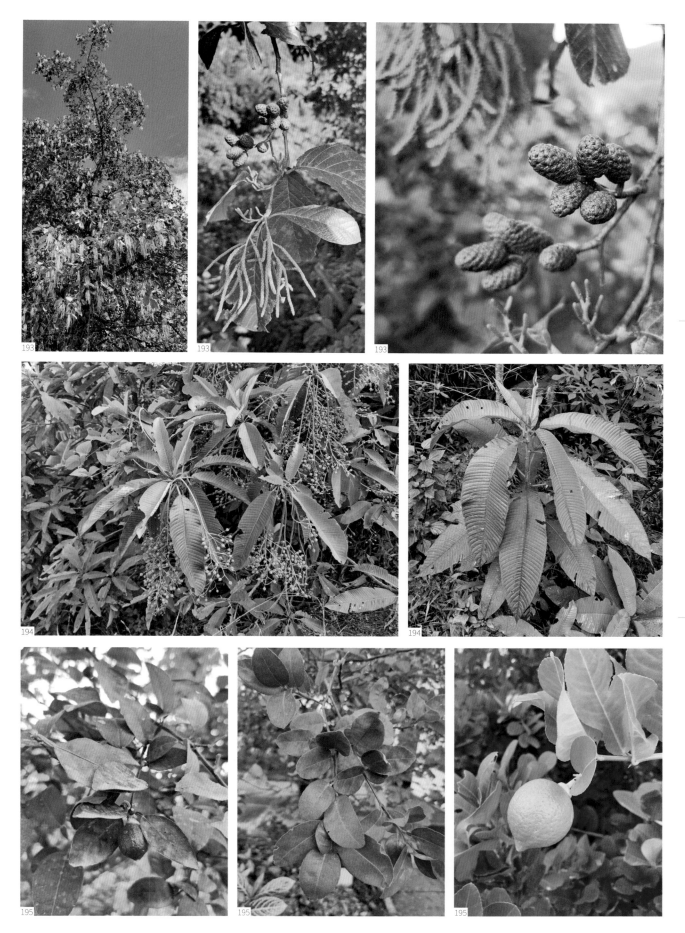

193

193

193

194

194

195

195

195

196

中文名

柠檬草

Cymbopogon citratus

俗名：香茅草、香茅

禾本科 Gramineae

傣名（音译）：沙海

（sha-hai）

傣文名：ᩈ ᩉᩱ

描述

功能：消暑解渴，健脾健胃，利尿解毒。

基源及主治：全草水煎服，用于心气痛、胃痛、肺病、虚弱咳嗽；全草煎水洗，用于风寒、全身筋骨疼痛及半身麻木。传统睡药疗法、熏蒸疗法常使用。

197

中文名

牛筋草

Eleusine indica

俗名：蟋蟀草

禾本科 Gramineae

傣名（音译）：芽怕怀

（ya-pa-huai）

傣文名：ᨿᩣ ᨹᩣ ᩉ᩠ᩅᩲ

描述

功能：清热解毒，祛湿利尿，消肿止痛。

基源及主治：根水煎服，用于高热不语、口干舌燥、感冒发烧、咳嗽、咽喉肿痛、心慌心跳、头晕目眩、恶心呕吐；全草捣烂外敷，用于疔疮肿毒。

198

中文名

纽子果

Ardisia virens

俗名：米汤果、扣子果

紫金牛科 Myrsinaceae

傣名（音译）：沙批呼

（sha-pi-hu）

傣文名：ᩈ ᨻᩥ ᩉᩪ

描述

功能：清热解毒，消炎止痛。

基源及主治：根水煎服，用于咽喉肿痛、上呼吸道感染、扁桃体炎、白喉。

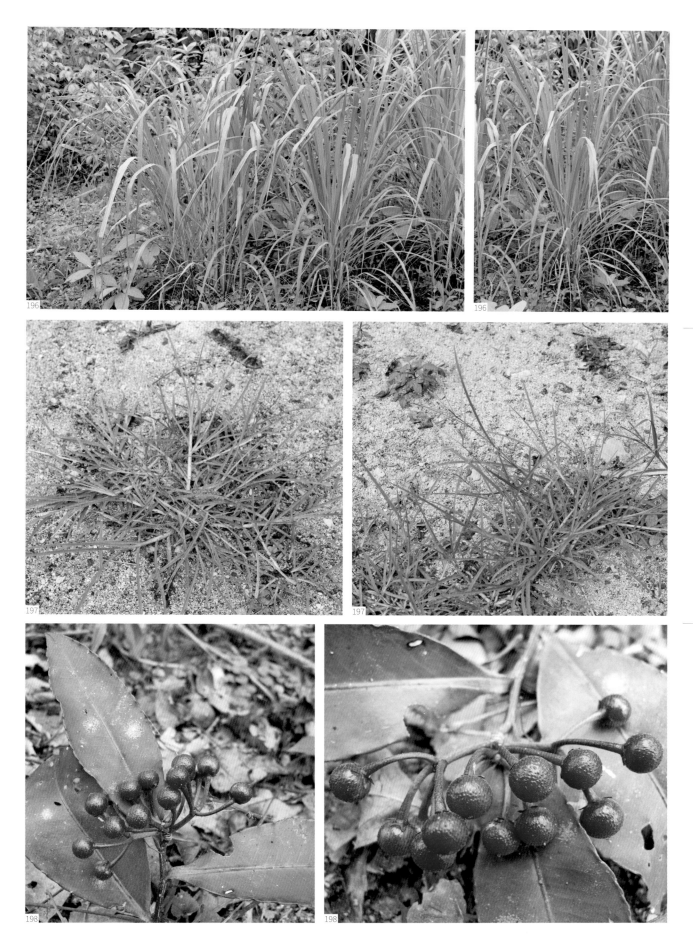

中文名	描述

糯稻
Oryza sativa

俗名：糯米
禾本科 Grameneae
傣名（音译）：哈豪糯
（ha-hao-nuo）
傣文名：ဢၢၵ္ႇ ၼူဝ္ ၶဝ္ႈ

功能：清火解毒，消肿止痛，凉血止血。

基源及主治：根水煎服，用于不思饮食、咽喉肿痛、口舌生疮）、牙龈肿痛、出血；根烧成碳碾粉水调匀外敷，用于疮疡脓肿。

中文名	描述

糯米团
Gonostegia hirta

俗名：糯米草、糯米藤
荨麻科 Urticaceae
傣名（音译）：康沙喃
（kan-sha-nan）
傣文名：ၵၢင္းသႃၼ္

功能：清火解毒，消肿止痛，凉血止血。

基源及主治：根水煎服，用于消化不良、食积胃痛、痔疮、风湿关节疼痛、肠炎、痢疾、水肿；全草捣烂外敷，用于疔疮脓肿、疥疮、疥癣、跌打损伤、骨折等。

中文名	描述

糯米香
Semnostachya menglaensis

俗名：糯米香茶
爵床科 Acanthaceae
傣名（音译）：锅翁
（guo-weng）
傣文名：ၵေႃ ဢူင္ႈ

功能：清热解毒，养颜抗衰，补肾健胃。

基源及主治：叶水煎服，用于小儿疳积、妇女白带、月经不调、高脂血症、动脉硬化、口腔炎、目赤肿痛、咽喉肿痛等。

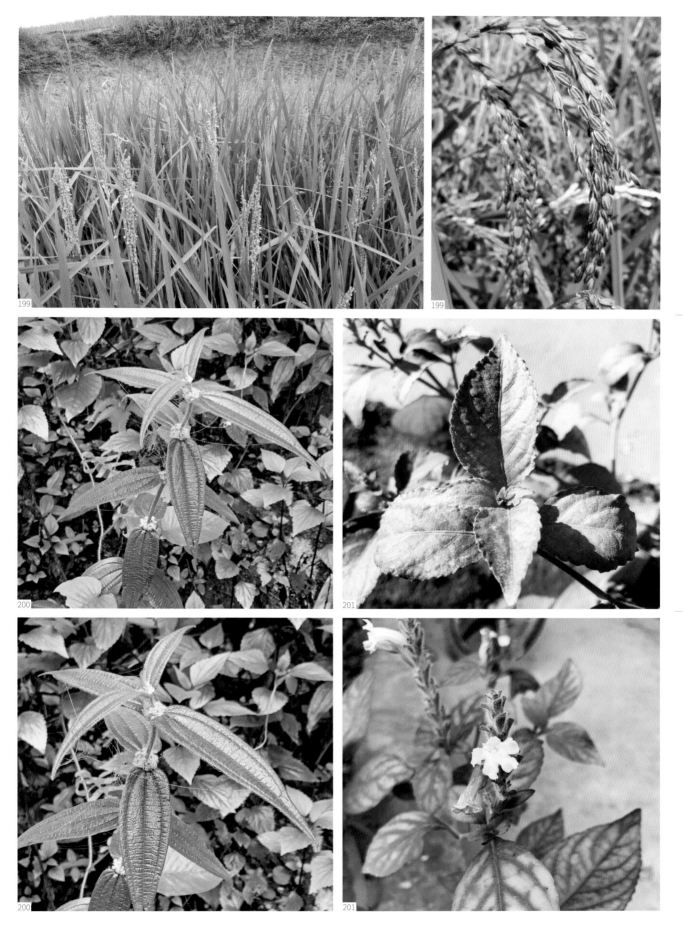

199

199

200

201

200

201

中文名		描述

202

排钱草
Phyllodium pulchellum

俗名：排钱草、龙鳞草

豆科 Leguminosae

傣名（音译）：芽更林

（ya-geng-lin）

傣文名：ປɔɛ ᨡᨴ ᩃᨲᩅᨲ

功能：清火解毒，消肿止痛，祛风除湿。

基源及主治：根水煎服或泡酒内服，用于肝脾肿大、风寒湿痹症、肢体关节疼痛、屈伸不利、月经过多、心慌心悸、胸闷、腹痛、感冒咳嗽、咽喉肿痛等。

203

披针观音座莲
Angiopteris magna

俗名：大莲座蕨、大观音座莲

莲座蕨科 Angiopteridaceae

傣名（音译）：故季马

（gu-ji-ma）

傣文名：ᨣᨷᨳᨶ ᨡᨲᨷᨳᨶ ᨿᨶ

功能：涩肠止泻，凉血止血，利水消肿。

基源及主治：根水煎服，用于胃烧灼热疼痛、腹痛、腹泻、赤白下痢、水肿、尿少、吐血、便血、尿血月经不调、闭经、肠道寄生虫；根茎捣烂外敷，用于风寒湿痹证、肢体关节酸痛、屈伸不利。

204

破布叶
Microcos paniculata

俗名：布渣叶、薢宝叶

椴树科 Tiliaceae

傣名（音译）：锅麻管

（guo-ma-guan）

傣文名：ᨣᨵ ᨻᨲᨶᨳ ᨶᨲᨳᨴ

功能：清火解毒，凉血止血，降逆止呕，涩肠止泻。

基源及主治：根水煎服，用于尿血、便血、痔疮出血、上吐下泻、腹痛、消化不良；叶水煎服，用于中暑。

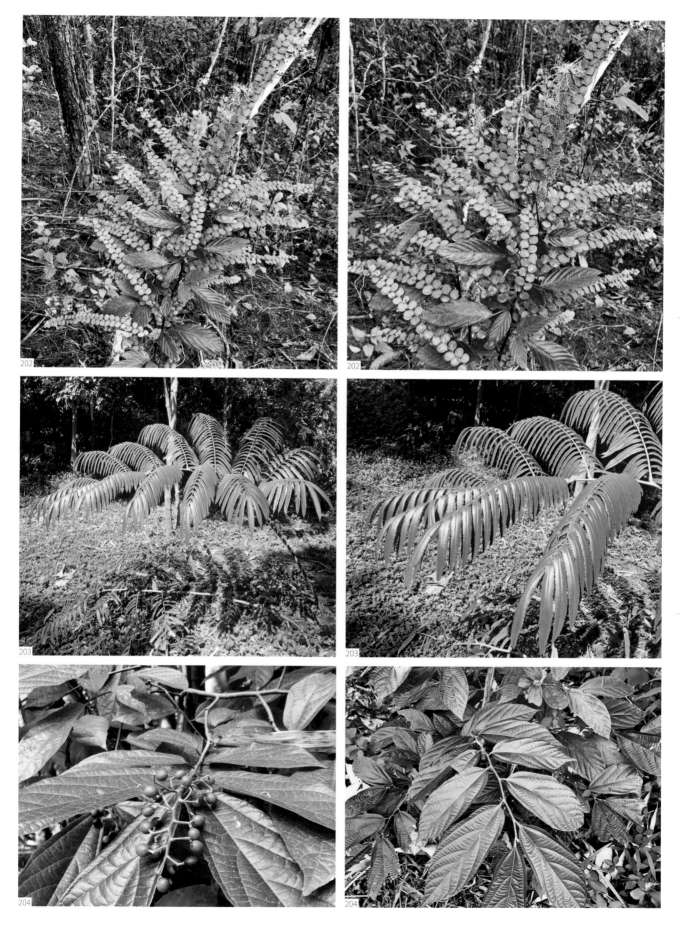

| 中文名 | 描述 |

菩提树
Ficus religiosa

俗名：智慧树、思维树
桑科 Moraceae
傣名（音译）：锅西里
（guo-xi-li）
傣文名：ოჳ ჳ ၺ၈

功能： 止咳平喘，清热解毒。

基源及主治： 茎皮水煎服，用于哮喘、腹泻、癫痫、胃部疾病等；花水煎服，用于感冒发热、中暑。

| 中文名 | 描述 |

麒麟叶
Epipremnum pinnatum

俗名：爬树龙、上树蜈蚣
天南星科 Araceae
傣名（音译）：乌帅
（wu-shuai）
傣文名：ၵၕၛ ჳჳၔၕ

功能： 清火解毒，敛疮排脓，消肿止痛，舒筋活血。

基源及主治： 叶捣烂外敷，用于疗疮痛疖脓肿、风寒湿痹证、肢体关节酸痛、屈伸不利、肢体麻木、跌打损伤。

| 中文名 | 描述 |

千年健
Homalomena occulta

俗名：团芋、假苏芋
天南星科 Araceae
傣名（音译）：芒荒
（mang-huang）
傣文名：ၰၕၡ ၰၕၡ

功能： 祛风除湿，消肿止痛，续筋接骨。

基源及主治： 块茎水煎服，用于心慌心跳、心烦意乱、肠胃炎、痧症、四枝麻木、筋脉拘挛、风湿腰腿痛等；块茎捣烂加酒炒热外敷，用于头晕头痛、跌打损伤、骨折、肢体关节酸痛、屈伸不利。传统包药疗法常使用。

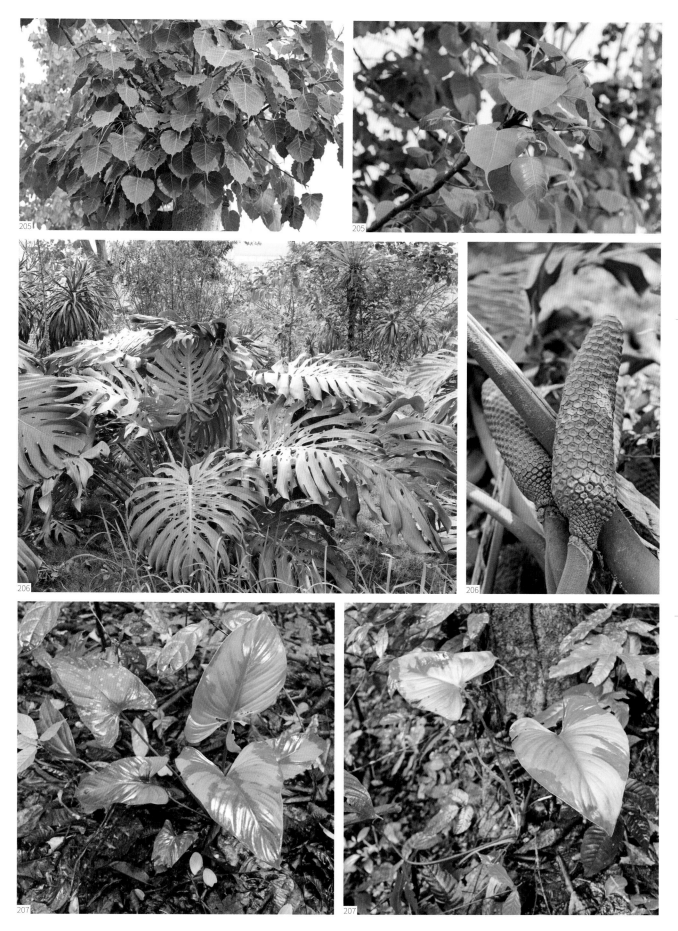

中文名	描述

茜草
Rubia cordifolia

俗名：血见愁、活血丹
茜草科 Rubiaceae
傣名（音译）：芽零余
（ya-ling-yu）
傣文名：ပၥၔ လၵ်ၣၔ ၵ�၁ၑ

功能：除风解毒，消肿止痛，强身健体。

基源及主治：全草煮水泡洗，用于水肿病；根水煎服，用于月经不调、量多、腰腹疼痛；根泡酒内服，用于腰膝冷痛、周身乏力、性欲冷淡、阳痿、遗精、早泄。

中文名	描述

青藤仔
Jasminum nervosum

俗名：青子藤、金丝藤
木犀科 Oleaceae
傣名（音译）：芽赛盖
（ya-sai-gai）
傣文名：ပၥၔ ၶၢၔ ၔၵၔ

功能：清火解毒，凉血止血，涩肠止泻，除风止痛，续筋接骨。

基源及主治：根水煎服，用于小便热涩疼痛、尿血、腹痛、赤白下痢、便血、痔疮肿痛出血、食物中毒、腹泻呕吐、头昏目眩、风寒湿痹证、肢体关节酸痛、屈伸不利；叶捣烂加猪油、淘米水适量，拌匀包外敷，用于跌打损伤、骨折。

中文名	描述

青葙子
Celosia argentea

俗名：红尾巴花、大尾鸡冠花
苋科 Amaranthaceae
傣名（音译）：罗莱夯马
（luo-lai-hang-ma）
傣文名：ၣၔၮၔ ၣၸ၊ ၵၥၑ၍ၥ

功能：清热利湿，清肝明目。

基源及主治：种子水煎服，用于肝热目赤、肝火眩晕、肝肾亏损、目昏干涩、视物不清等。

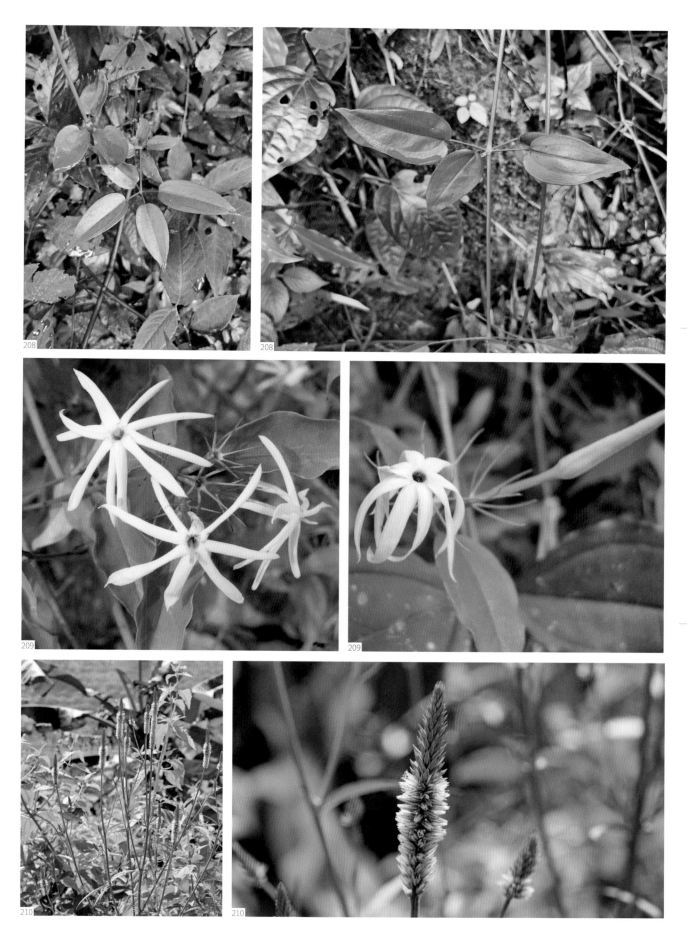

211

中文名

球兰

Hoya carnosa

俗名：壁梅、藤绣球

萝藦科 Asclepiadaceae

傣名（音译）：咪龙

（mi-long）

傣文名：[illegible]

描述

功能：清热化痰，消肿止痛，祛风利湿。

基源及主治：藤茎、叶，水煎服，用于消食去积、流行性乙型脑炎、肺炎、支气管炎、睾丸炎、风湿性关节炎、小便不利；捣烂外敷，用于跌打损伤、骨折、痈肿疔疮。

212

中文名

鹊肾树

Streblus asper

俗名：鸡子

桑科 Moraceae

傣名（音译）：埋怀

（mai-huai）

傣文名：[illegible]

描述

功能：清热解毒，止咳平喘，涩肠止泻。

基源及主治：叶或树寄生水煎服，用于咽喉肿痛、咳嗽、哮喘、牙龈肿痛、产后体弱多病、上吐下泻、心慌心悸、乏力。

213

中文名

忍冬

Lonicera japonica

俗名：金银花、老翁须

忍冬科 Caprifoliaceae

傣名（音译）：罗罕把

（luo-han-ba）

傣文名：[illegible]

描述

功能：清热解毒、疏利咽喉、消暑除烦。

基源及主治：花水煎服，用于暑热症、泻痢、流感、疮疖肿毒、急慢性扁桃体炎、牙周炎等。

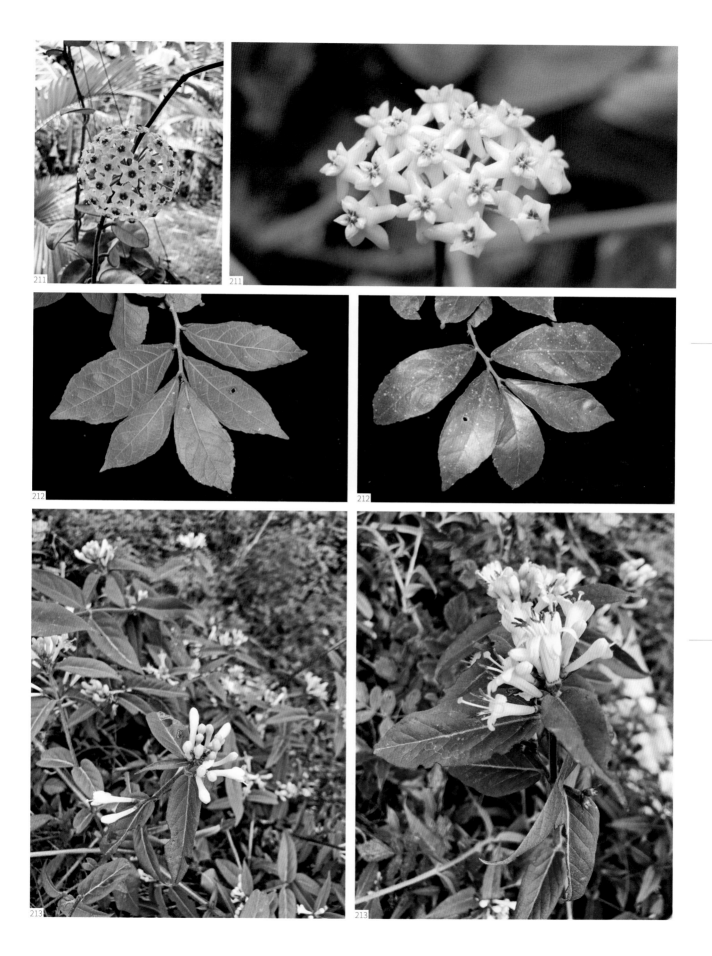

绒毛番龙眼
Pometia tomentosa

俗名： 红梅嘎、番龙眼

无患子科 Sapindaceae

傣名（音译）： 南埋嘎

（nan -mai-ga）

傣文名： ᦓᦱᧄ᧞ᦙᦺᧉ

功能： 清火解毒，敛疮生肌，涩肠止泻。

基源及主治： 茎皮水煎服，用于体虚无力、腹痛腹泻、疮疡久不收口、脘腹胀痛等。

绒毛紫薇
Lagerstroemia tomentosa

俗名： 毛紫薇

千屈菜科 Lythraceae

傣名（音译）： 埋摩

（mai-mo）

傣文名： ᦺᦙᧈᦷᦙ

功能： 清火解毒，杀菌止痒。

基源及主治： 根水煎服，用于发热烦渴、口干口苦、咽喉肿痛、口舌生疮；叶捣烂压汁外擦，用于疔疮疥癣、皮肤瘙痒溃烂。

三对节
Clerodendrum serratum

俗名： 三台红花、三台大药

马鞭草科 Verbenaceae

傣名（音译）： 光三哈

（guang-san-ha）

傣文名： ᦂᦸᧂᦉᦱᧄᦠᦱᧈ

功能： 清火解毒，调理水血，除风止痛，续筋接骨。

基源及主治： 根、叶水煎服，用于妇女月经不调、痛经，腹痛腹泻、急性肠炎、细菌性痢疾，咽喉肿痛、腮腺炎等；叶捣烂外敷，用于骨折、跌打损伤。

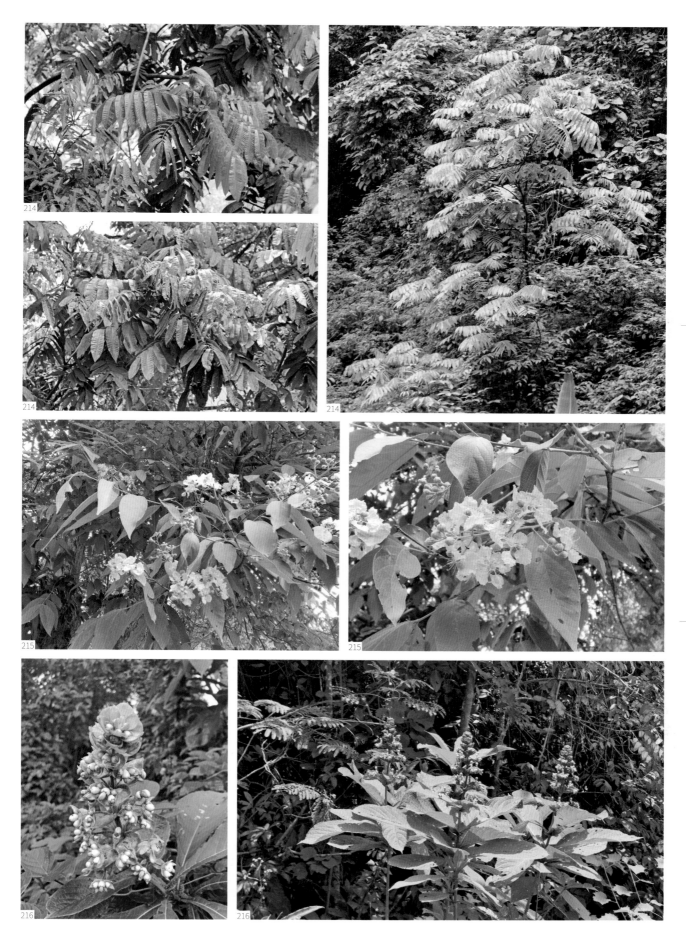

中文名

三开瓢
Adenia cardiophylla

俗名： 肉杜仲、假瓜蒌

西番莲科 Passifloraceae

傣名（音译）： 嘿蒿喃

（hei-hao-nan）

傣文名： ၯၵၛ ၕၘ ၕၢၵ

描述

功能： 祛风解毒，凉血止痒。

基源及主治： 根或藤茎水煎服，用于乳痈初起，胸内热痰，头痛，腹内生毒疮，腰痛，肢体酸痛等。传统坐药疗法常使用。

中文名

三桠苦
Evodia lepta

俗名： 三岔叶、小黄散

芸香科 Rutaceae

傣名（音译）： 媥晩

（nan-wan）

傣文名： ၕၢၵ ၐၢၵ

描述

功能： 清热解毒，除风止痒，消肿止痛。

基源及主治： 根水煎服，用于妇女月经过多、产后出血不止、恶露不绝、胃脘胀闷、灼热疼痛、口舌生疮、口臭、心胸发热、烦躁不安、咽喉肿痛、小便热涩疼痛；叶煎水外洗，用于湿疹、皮炎、痔疮、皮肤起丘疹、瘙痒症等。

中文名

三叶鬼针草
Bidens pilosa

俗名： 叉叉草、鬼针草

菊科 Compositae

傣名（音译）： 芽景布

（ya-jing-bu）

傣文名： ၯၢၵ ၵၐၵ ၮၠ

描述

功能： 清火解毒，收敛止泻，活血化瘀，调气消积。

基源及主治： 根水煎服，用于胃肠炎、中暑、腹痛、细菌性痢疾、感冒发热、急性喉炎、白浊、痔疮、脱肛、大小便出血、肩周炎、跌打损伤、关节炎等；茎、叶水煎洗，用于各类皮肤瘙痒症、麻疹、风疹等。

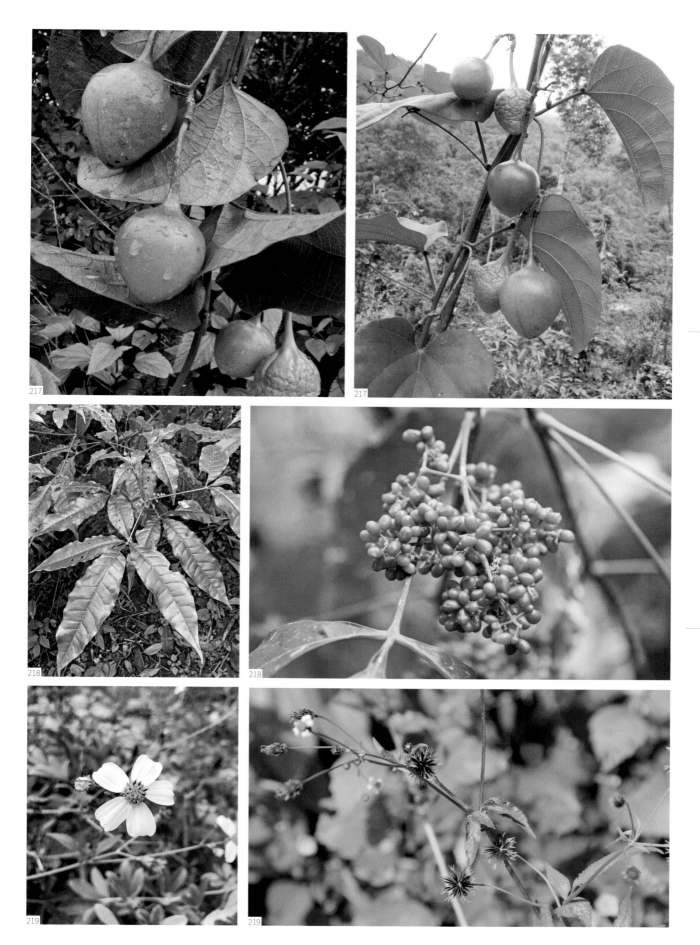

中文名

三叶蔓荆
Vitex trifolia

俗名： 蔓荆子、小刀豆藤
马鞭草科 Verbenaceae
傣名（音译）： 管底
（guan-di）
傣文名： ၈ၵၟ ၈၉

描述

功能： 清火解毒，消肿止痛，除湿止痒，活血化瘀。

基源及主治： 根煎汤或泡酒内服或外用，用于全身肌肉酸痛、关节炎、偏瘫等；茎、叶捣烂外敷，用于头晕目眩、偏瘫、肢体关节红肿热痛、关节肌肉酸痛、四肢筋骨痉挛疼痛。传统睡药疗法、熏蒸疗法、洗药疗法、拖擦药物疗法常使用。

中文名

桑
Morus alba

俗名： 马桑果、桑葚
桑科 Moraceae
傣名（音译）： 埋满
（mai-man）
傣文名： ၁ၵၟ ၉ၵၟ

描述

功能： 清火解毒，止咳化痰，消肿止痛，杀虫止痒。

基源及主治： 茎皮捣汁外擦，用于脚气、疔疮痛疖脓肿；叶水煎服，用于咽喉红肿、牙痛、肺热咳嗽、盗汗、风热感冒、咳嗽痰多。

中文名

山黄麻
Trema tomentosa

俗名： 短命树、胖婆娘树
榆科 Ulmaceae
傣名（音译）： 埋呼
（mai-hu）
傣文名： ၁ၵၟ ၈ၵ

描述

功能： 清火解毒，散淤消肿，止痛止血。

基源及主治： 根、茎皮、叶捣烂外敷，用于皮肤瘙痒、疮毒肿痛，漆树过敏导致的周身皮肤瘙痒和红肿；茎皮捣烂压汁滴耳，用于耳流脓、流血、疼痛；茎皮水煎服，用于久咳不愈、恶心呕吐。

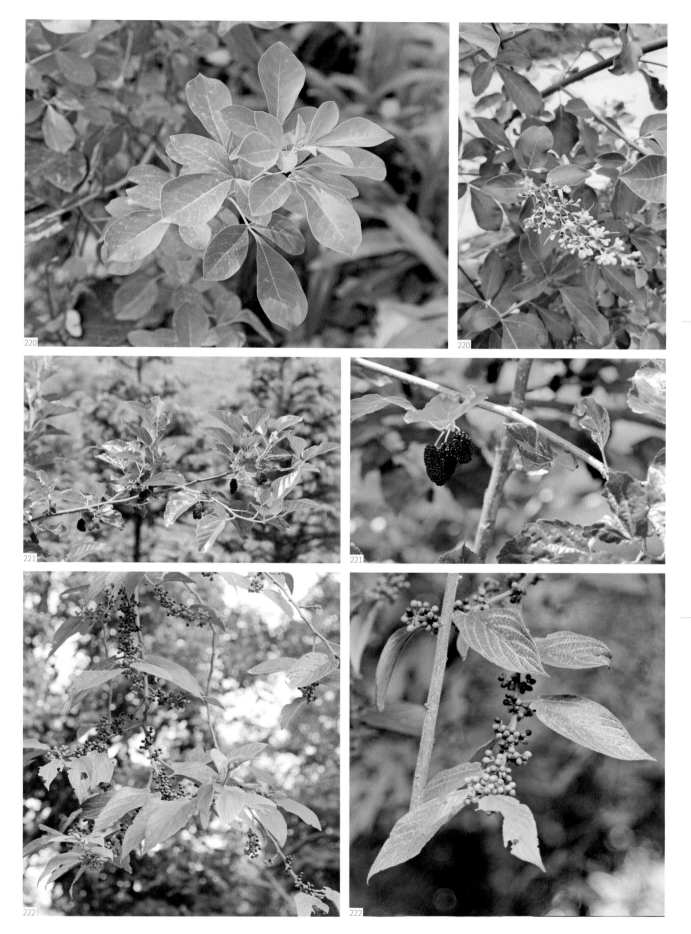

中文名

223

山鸡椒

Litsea cubeba

俗名：木姜子、山苍子

樟科 Lauraceae

傣名（音译）：锅沙海腾

（guo-sha-hai-teng）

傣文名：[illegible]

描述

功能：健胃消食，祛风散寒，止痛。

基源及主治：茎皮、枝叶水煎服，用于感冒头痛、胃气痛、风湿痛、腰腿痛、月经不调；果实水煎服，用于胃寒呕吐、胸腹冷痛。传统睡药疗法、拖擦药物疗法常使用。

中文名

224

山菅兰

Dianella ensifolia

俗名：山兰花、桔梗兰

百合科 Liliaceae

傣名（音译）：芽竹毫藤

（ya-zhu-hao-teng）

傣文名：[illegible]

描述

功能：清火解毒，拔毒消肿，杀菌止痒。

基源及主治：根干燥后磨粉，适量与醋同调外敷，用于痈疮脓肿、淋巴结炎、淋巴结核、顽癣等。

中文名

225

山牡荆

Vitex quinata

俗名：山布荆、五指风

马鞭草科 Verbenaceae

傣名（音译）：埋哈忍

（mai-ha-ren）

傣文名：[illegible]

描述

功能：清热解毒，平喘止咳，消炎杀菌。

基源及主治：根、茎皮水煎服，用于止咳定喘、镇静退热、支气管炎、小儿发热不安、小儿咳喘、痢疾、肠炎。

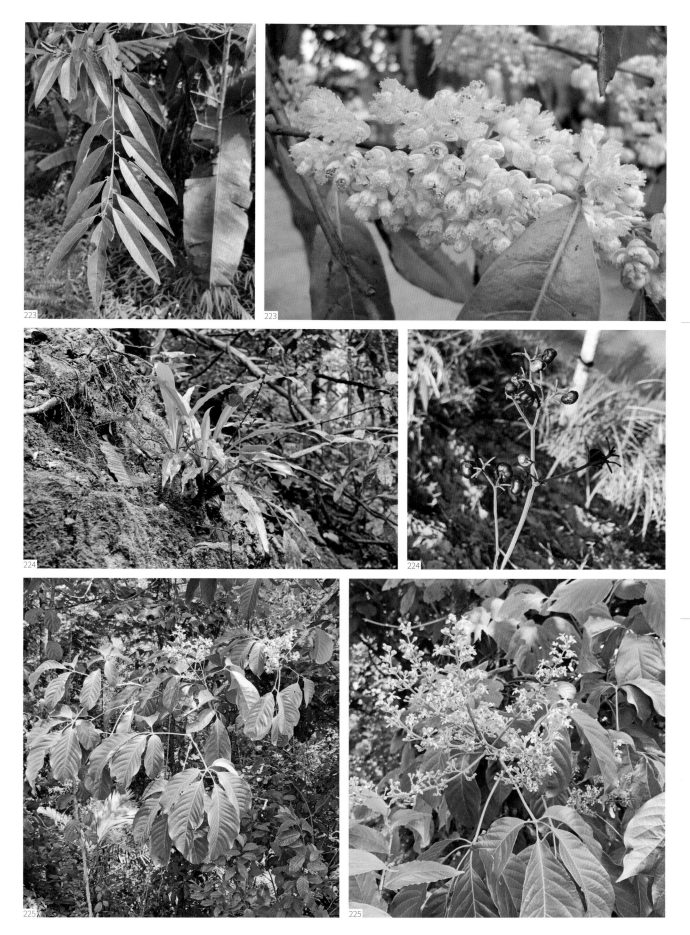

| 中文名 | 描述 |

山牵牛
Thunbergia grandiflora

俗名：大花山牵牛、大花老鸦嘴
爵床科 Acanthaceae
傣名（音译）：嘿农捏
（hei-nong-nie）
傣文名：ၮၜၙ ၵၒ၄ၵ ၮၵၙၔ

功能： 活血止痛，解毒消肿。

基源及主治： 叶、茎捣烂外敷，用于跌打损伤、骨折、消肿拔毒、毒蛇咬伤。

| 中文名 | 描述 |

山小橘
Glycosmis pentaphylla

俗名：五叶山小橘
芸香科 Rutaceae
傣名（音译）：锅比郎
（guo-bi-lang）
傣文名：ၛၔ ၮၜ

功能： 健胃消食，补气通血，除风止痛。

基源及主治： 根水煎服或泡酒内服，用于感冒咳嗽、食滞纳呆、食积腹痛、疝气痛、跌打肿痛。

| 中文名 | 描述 |

山芝麻
Helicteres angustifolia

俗名：假芝麻、假油麻
梧桐科 Bombaceae
傣名（音译）：雅贺林
（ya-he-lin）
傣文名：ၸ၄ၜ ၛၔ ၣ၄ၙ

功能： 清热解毒，消肿止痛。

基源及主治： 根水煎服，用于痢疾、肠炎腹泻；根加黄酒水煎服，用于风湿痛；根加冰糖水煎服，用于肺痨咳嗽；根捣烂外敷，用于腮腺炎。

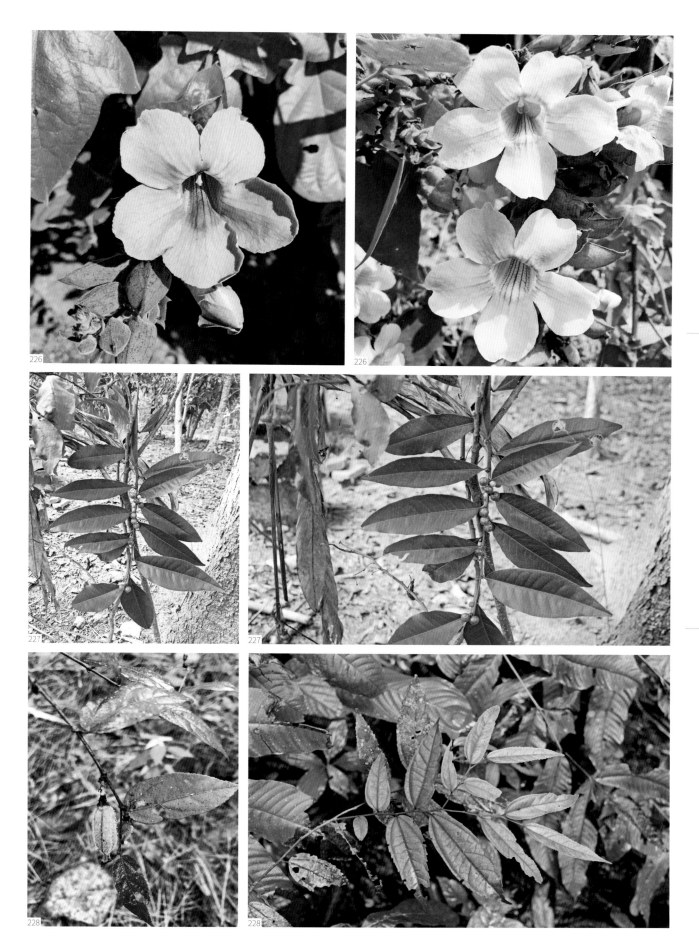

中文名

珊瑚树
Viburnum odoratissimum

俗名：极香荚蒾、早禾树
忍冬科 Caprifoliaceae
傣名（音译）：锅安凉
（guo-an-liang）
傣文名：ᨴᨶ ᨷᨦᨵᩮ ᨣᩣᩃᩊᩕᩮ

描述

功能：清热祛湿，通经活络，拔毒生肌。
基源及主治：根、叶捣烂外敷，用于跌打损伤、骨折、疔疮脓肿、毒虫叮咬。传统坐药疗法常使用。

中文名

扇叶铁线蕨
Adiantum flabellulatum

俗名：过坛龙、半月蕨
铁线蕨科 Adiantaceae
傣名（音译）：芽呼话
（ya-hu-hua）
傣文名：ᨿᩣᨬ ᨟ᩩ ᩉᩩᩣ

描述

功能：清火解毒，退热，敛疮收口。
基源及主治：全草水煎服，用于高热不退；全草煎汤外洗，用于疔疮肿毒。

中文名

少花龙葵
Solanum photeinocarpum

俗名：苦凉菜
茄科 Solanaceae
傣名（音译）：帕立
（pa-li）
傣文名：ᨹᩢᨦ ᩃᩥᨦᩊ ᩎᩩ

描述

功能：清热利湿、凉血解毒。
基源及主治：根水煎服，用于痢疾、热淋、高血压；茎叶捣汁，加米泔水、食盐、醋，调服，用于咽喉肿痛。

傣医药　　植物图鉴

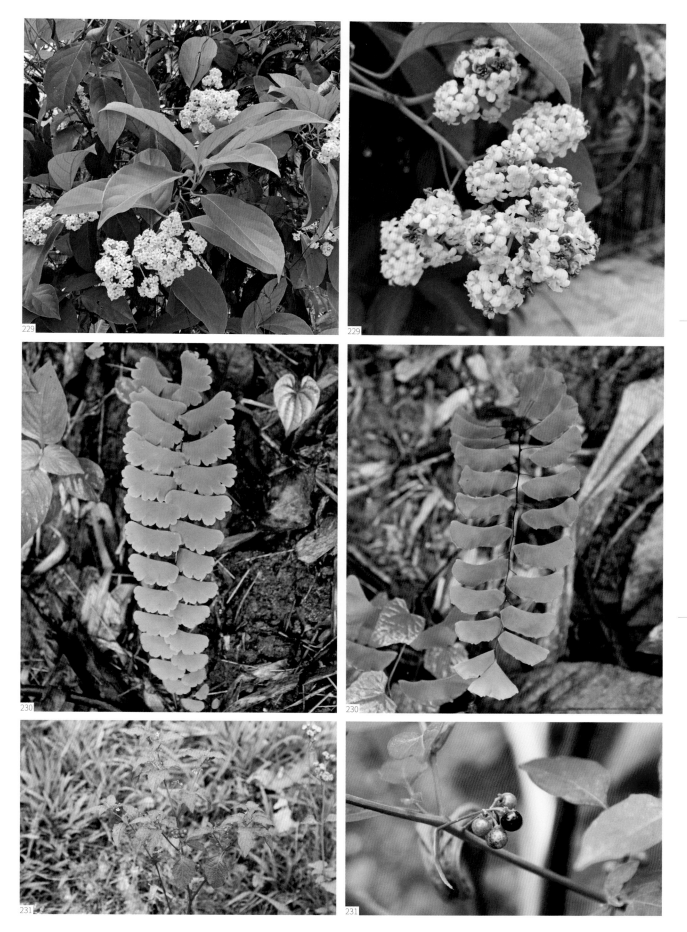

232

中文名

射干

Belamcanda chinensis

俗名：乌扇、乌蒲

鸢尾科 Iridaceae

傣名（音译）：芽竹毫

（ya-zhu-hao）

傣文名：[illegible]

描述

功能：清火解毒，凉血止血，利胆退黄，利尿化石，收敛止汗。

基源及主治：根、叶水煎服，用于尿频、尿急、尿痛、尿血、尿中有沙石、月经不调、胆汁病出现的黄疸、肺痨咳血。

233

中文名

深绿山龙眼

Helicia nilagirica

俗名：母猪果

山龙眼科Proteaceae

傣名（音译）：麻滚母

（ma-gun-mu）

傣文名：[illegible]

描述

功能：清热解毒，消炎止痛，排脓生肌。

基源及主治：茎皮、叶水煎服，用于腹痛、腹泻、泻下红白、痢疾、乳腺炎、农药中毒、小便热涩等。

234

中文名

肾茶

Clerodendranthus spicatus

俗名：猫须草、猫须公

唇形科 Labiatae

傣名（音译）：芽努喵

（ya-nu-miao）

傣文名：[illegible]

描述

功能：清火解毒，凉血止血，利尿化石。

基源及主治：全草水煎服，用于急慢性肾炎、前列腺炎、膀胱炎、尿路感染、肾性水肿、肾结石、膀胱结石、尿道结石、尿毒症。传统熏蒸疗法常使用。

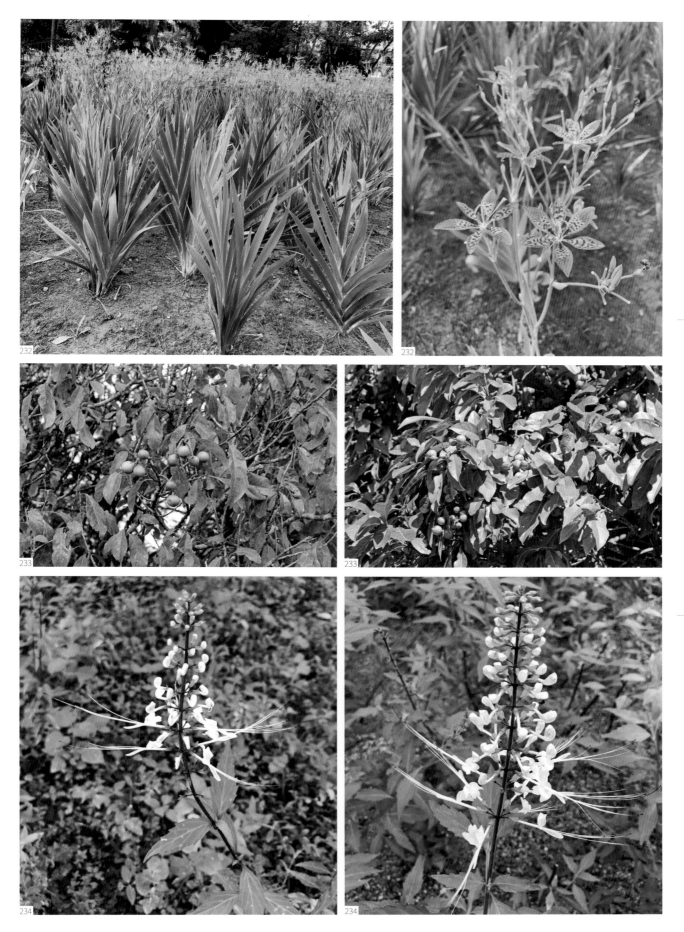

235

中文名

肾叶山蚂蝗

Desmodium renifolium

俗名：肾叶山绿豆、圆节山蚂蝗

豆科 Leguminosae

傣名（音译）：衣不列

（yi-bu-lie）

傣文名：ᨿᩦ ᨷᩩ᩠ᨶ ᩃ᩠ᨿᩮ

描述

功能：清火解毒，止咳化痰，通气止痛，利水退黄，补气增性。

基源及主治：根水煎服，用于热季感冒头痛、咽喉肿痛、咳嗽喘息、肺结核咳嗽、盗汗、蛔虫、胃痛、月经不调、黄疸、性冷淡；果水煎服，用于内出血。

236

中文名

十字崖爬藤

Tetrastigma cruciatum

俗名：扁担藤

葡萄科 Vitaceae

傣名（音译）：嘿扁

（hei-bian）

傣文名：ᩉᩮᩭ ᨷᩮ᩠ᨿ᩠ᨶ

描述

功能：清火解毒，敛疮收口，续筋接骨。

基源及主治：全草水煎服，用于风湿疼痛、跌打损伤、毒蛇咬伤；全草捣烂外敷，用于骨折、关节脱臼。

237

中文名

石菖蒲

Acorus tatarinowii

俗名：山菖蒲、药菖蒲

天南星科 Araceae

傣名（音译）：罕好帕

（han-hao-pa）

傣文名：ᩉᩣ᩠ᨶ ᩉᩣ᩠ᩅ ᨹᩣ

描述

功能：理气止痛，镇静安神，止咳平喘。

基源及主治：根水煎服，用于脘腹胀痛、不思饮食、婴儿腹泻、呕吐、失眠多梦、头痛头昏、哮喘、浓痰。传统洗药疗法常使用。

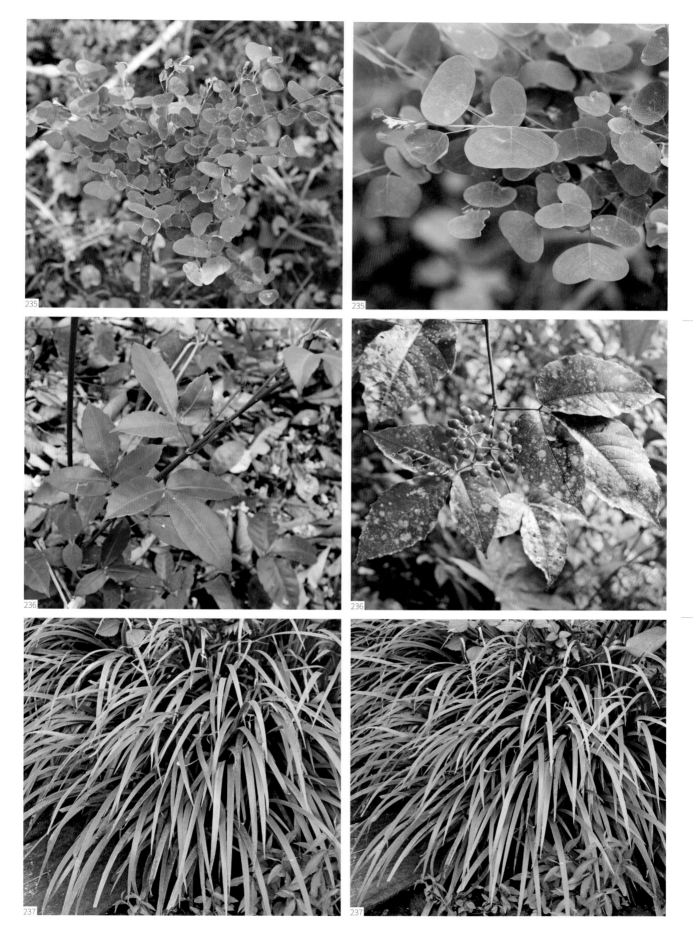

中文名

石松
Lycopodium japonicum

俗名：伸筋草、宽筋藤
石松科 Lycopodiaceae
傣名（音译）：故毫光
（gu-hao-guang）
傣文名：ოౢ੨ఄ ੨ఄ ౮ఄ

描述

功能：舒筋活络，消肿止痛，续筋接骨。

基源及主治：全草捣烂外敷，用于水肿、带状疱疹、跌打损伤、骨折、四肢麻木、风寒湿痹、关节疼痛；根泡酒内服，用于气结疼痛、损伤、金疮内伤、去痰止咳。传统包药疗法常使用。

中文名

守宫木
Sauropus androgynus

俗名：甜菜、同序守宫木
大戟科 Euphorbiaceae
傣名（音译）：帕弯
（pa-wan）
傣文名：ಟ౮ ౮ఄఄ

描述

功能：清火解毒、消肿止痛。

基源及主治：根捣汁外敷，用于疔疮；根水煎服，用于痢疾便血、腹痛经久不愈、淋巴结炎、扁桃体炎、咽喉炎、上呼吸道感染等等。

中文名

树头菜
Crateva unilocularis

俗名：鸡抓菜
山柑科 Capparaceae
傣名（音译）：帕贡
（pa-gong）
傣文名：ಟఄౢ౮౮ఄ

描述

功能：清热解毒，舒筋活络。

基源及主治：根水煎服，用于寒热头痛、肠胃炎、胃痛胃胀、消化不良、肝炎、腹泻、痢疾、风湿性关节炎等；叶水煎服，用于各种头痛；叶捣烂外敷，用于疔疮肿毒、烂疮等。

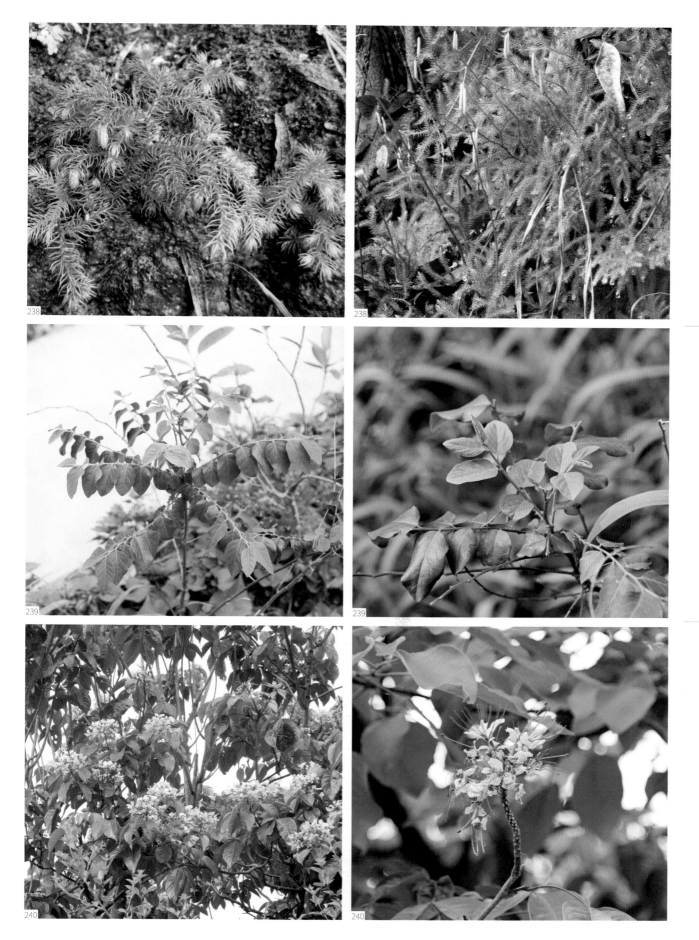

238

238

239

239

240

240

中文名	描述

水蓼
Polygonum hydropiper

俗名：辣蓼、泽蓼
蓼科 Polygonaceae
傣名（音译）：非喃
（fei-nan）
傣文名：ꨁꨮꨰꨁꨮ

功能： 清火解毒、消肿止痛。

基源及主治： 全草水煎服，用于水泻、痢疾、肠炎、风寒大热、咽喉肿痛、咳吐浓痰、咯血；捣汁外搽，用于疔疮脓肿。

中文名	描述

水茄
Solanum torvum

俗名：苦子果、山颠茄
茄科 Solanaceae
傣名（音译）：麻王阿
（ma-wang-a）
傣文名：ꨕꨣꨳ ꨳꨯꨰ ꨕꨱꨮ

功能： 消肿止痛，活血散淤。

基源及主治： 根水煎服，用于跌打瘀痛、腰肌劳损、咯血、痧症、胃痛；叶捣烂外敷，用于疔疮痈肿、无名肿毒。

中文名	描述

四棱豆
Psophocarpus tetragonolobus

俗名：翅豆、四角豆
豆科 Leguminosae
傣名（音译）：吐崩
（tu-beng）
傣文名：ꨧꨰꨮꨧ ꨬꨮꨧ

功能： 清火解毒，消肿止痛。

基源及主治： 根捣烂泡水含漱，用于口舌生疮、牙龈肿痛；根水煎服，用于咽喉肿痛、咳嗽痰多、小便热涩疼痛、淋漓不尽。

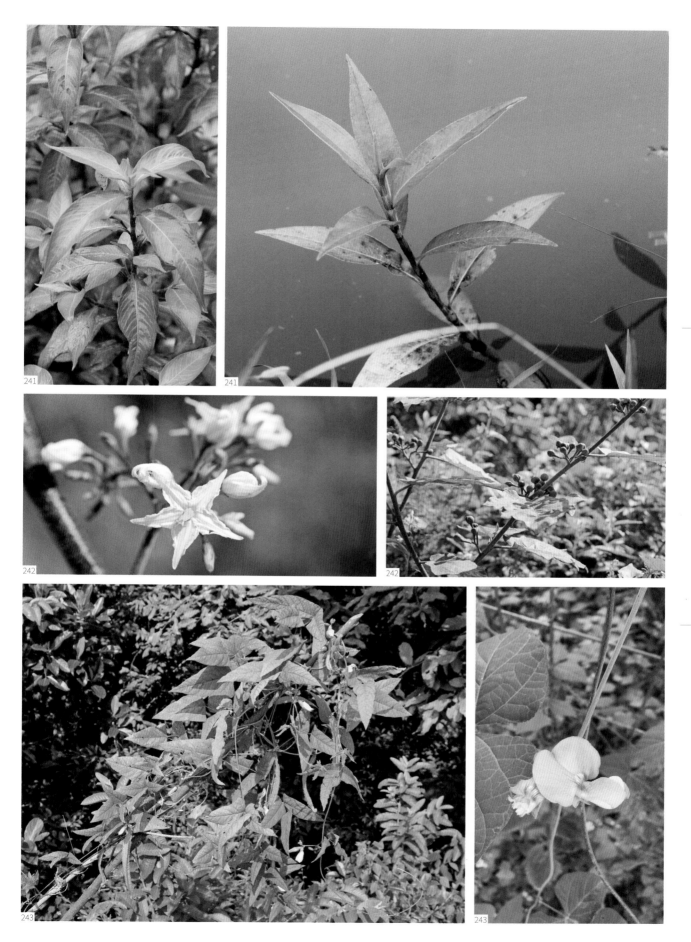

241

241

242

242

243

243

| 中文名 | 描述 |

苏木
Caesalpinia sappan

俗名：红柴、赤木
豆科 Leguminosae
傣名（音译）：锅方
（guo-fang）
傣文名：ᨠᦱᦵᦢᦲᧃ

功能：通血散瘀，消肿止痛，强身健体。

基源及主治：心材、叶水煎服，用于月经不调、闭经、痛经、产后腹痛；心材泡酒内服，用于性功能低下、早衰、早泄、阳痿、遗精、腰膝冷痛、周身乏力；叶捣烂外敷，用于跌打损伤、风寒湿痹证、肢体关节肿痛、屈伸不利。

| 中文名 | 描述 |

酸豆
Tamarindus indica

俗名：罗望子、酸角
豆科 Leguminosae
傣名（音译）：锅麻夯
（guo-ma-hang）
傣文名：ᨠᦱᦵᦙᧉᦷᦣᧂ

功能：清火解毒，消肿止痛，利尿排石，涩肠止泻，镇心安神。

基源及主治：茎皮水煎服，用于腹泻腹痛；叶捣烂，加红糖或醋调匀外敷，用于腮腺炎、颌下淋巴结、乳腺肿痛；嫩叶水煎服，用于小便热涩疼痛、尿血；果实熬成酱开水调服，用于牙龈红肿热痛、口舌生疮、心慌心乱、失眠多梦；未成熟果实捣烂开水送服，用于便秘。

| 中文名 | 描述 |

泰国大风子
Hydnocarpus anthelmintica

俗名：大风子、麻风子
大风子科 Flacourtiaceae
傣名（音译）：麻补罗勐泰
（ma-bu-luo-meng-tai）
傣文名：ᦙᦱᧅ ᦖᦴ ᦟ ᦵᦙᦲᧂ ᦺᦑ

功能：祛风解毒，杀虫止痒。

基源及主治：种子温开水磨汁外擦，用于湿疹、荨麻疹、缠腰火丹、皮肤红疹瘙痒；种子捣细，加少许酒调匀外搽，用于疔疮痈疖脓肿、麻风病。

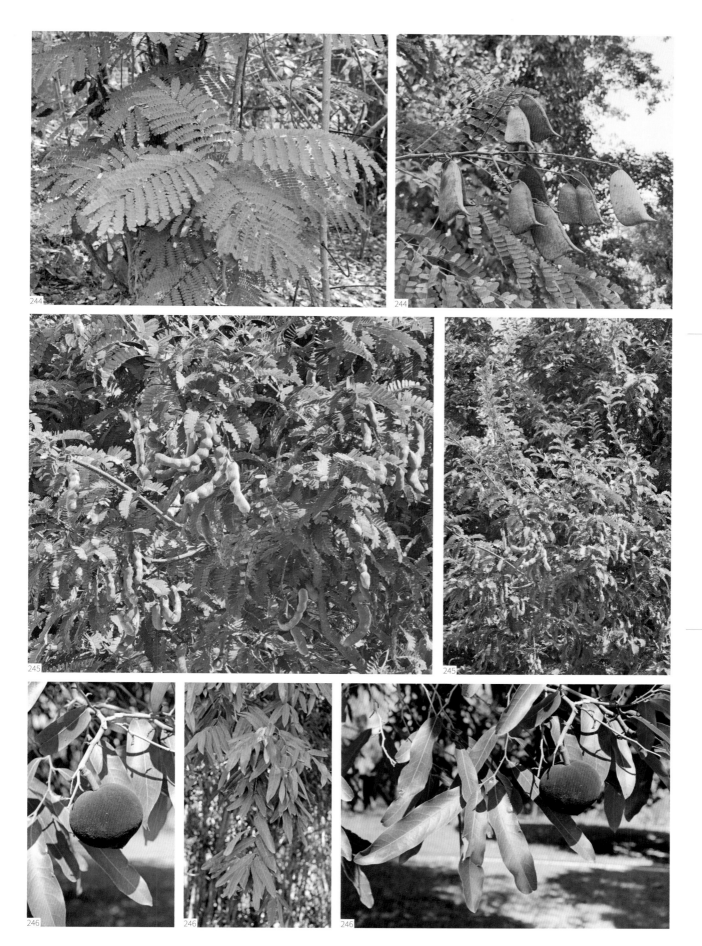

| 中文名 | 描述 |

唐菖蒲
Gladiolus gandavensis

俗名：剑兰、荸荠莲

鸢尾科 Iridaceae

傣名（音译）：芽哈英

（ya-ha-ying）

傣文名：ယၐ တၢၵ ၸၢဵ

功能：拔毒生肌，续筋接骨，消炎止痛。

基源及主治：球茎捣烂外敷，用于痈疮肿毒、跌打损伤、骨折，捣汁涂抹，用于疗腮腺炎。

| 中文名 | 描述 |

糖胶树
Alstonia scholaris

俗名：灯台树、大树矮陀陀

夹竹桃科 Apocynaceae

傣名（音译）：埋丁别

（mai-ding-bie）

傣文名：ၶၞေ တၢၵ ၼၵ

功能：清火解毒，消肿止痛，止咳化痰，除风通血。

基源及主治：茎皮、叶捣烂外敷，用于颌下淋巴结肿大、乳腺炎、乳腺囊性增生、疮疡疖肿；茎皮水煎服，用于慢性气管炎、肺热咳嗽、疟疾、感冒、咳嗽多痰、咽喉肿痛，妇女月子病出现面色苍白、心悸、胸闷、气短、头晕等。传统包药疗法常使用。

| 中文名 | 描述 |

螳螂跌打
Pothos scandens

俗名：石柑子、上树蜈蚣

天南星科 Araceae

傣名（音译）：嘿歪拎

（hei-wai-lin）

傣文名：ၵၐ ၟၠ ၸၢဵ

功能：舒筋活络，接骨续筋，散瘀消肿。

基源及主治：全草捣烂外敷，用于跌打损伤、骨折、风湿骨痛、四肢麻木。

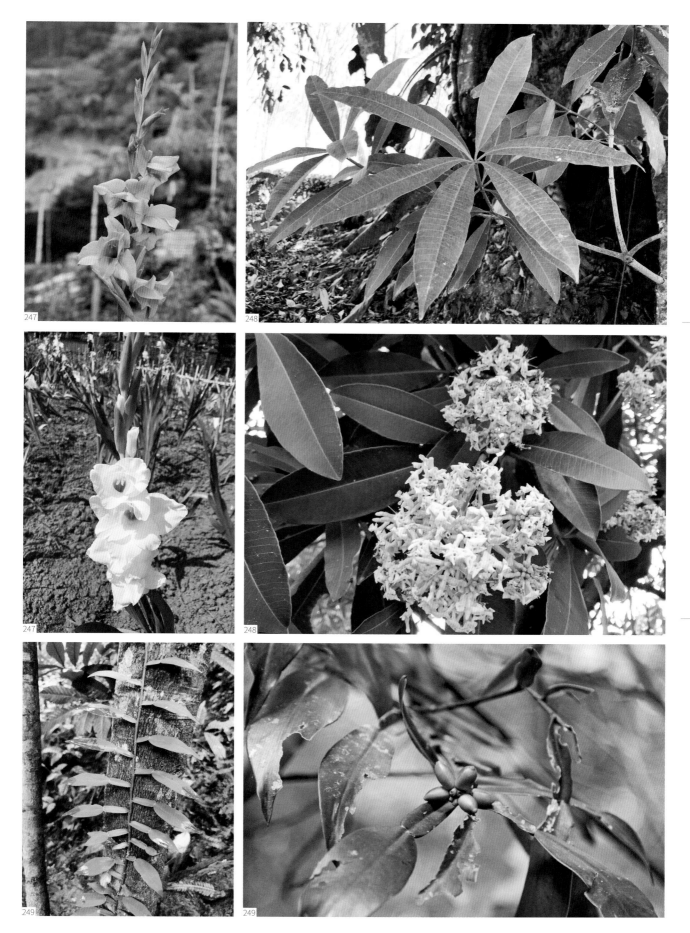

| 中文名 | 描述 |

桃
Amygdalus persica

俗名：桃子
蔷薇科 Rosaceae
傣名（音译）：麻晃
（ma-huang）
傣文名：ယွာꩣ ꩡꨮꨤꩬ

功能：祛风解毒，消肿止痛，透疹止痒。

基源及主治：根、茎皮水煎服，用于心胸闷胀、风寒湿痹症、关节肿痛；茎皮捣烂加盐塞牙，用于火牙痛；叶水煎洗，用于皮肤瘙痒、热痱子、汗疹、疔疮肿毒等。

| 中文名 | 描述 |

藤漆
Pegia nitida

俗名：秘脂藤、追风藤
漆树科 Anacardiaceae
傣名（音译）：蒙嘿
（meng-hei）
傣文名：ꨝꩵꩬꨮ ꨀꨯꨅ

功能：清热解毒，消肿止痛，除风止痒。

基源及主治：根水煎服，用于咳嗽多痰、咽喉肿痛；茎、叶配捣烂外敷，用于关节红肿疼痛、腰痛、风湿热痹证、肢体关节红肿热痛、屈伸不利；茎、叶煎水洗，用于漆树过敏。

| 中文名 | 描述 |

天仙藤
Fibraurea recisa

俗名：黄连藤、大黄藤
防己科 Menispermaceae
傣名（音译）：解烘罕
（jie-hong-han）
傣文名：ꨀꨮꨝ ꨤꨯꨮꨡ ꨦꨮ

功能：行气活血，消炎止痛，杀菌止痒。

基源及主治：茎藤水煎服，用于肠炎、疟疾、高血压；茎藤煎水洗患处，用于皮炎、湿疹、脓包疮、脚癣感染。传统洗药疗法、坐药疗法、包药疗法常使用。

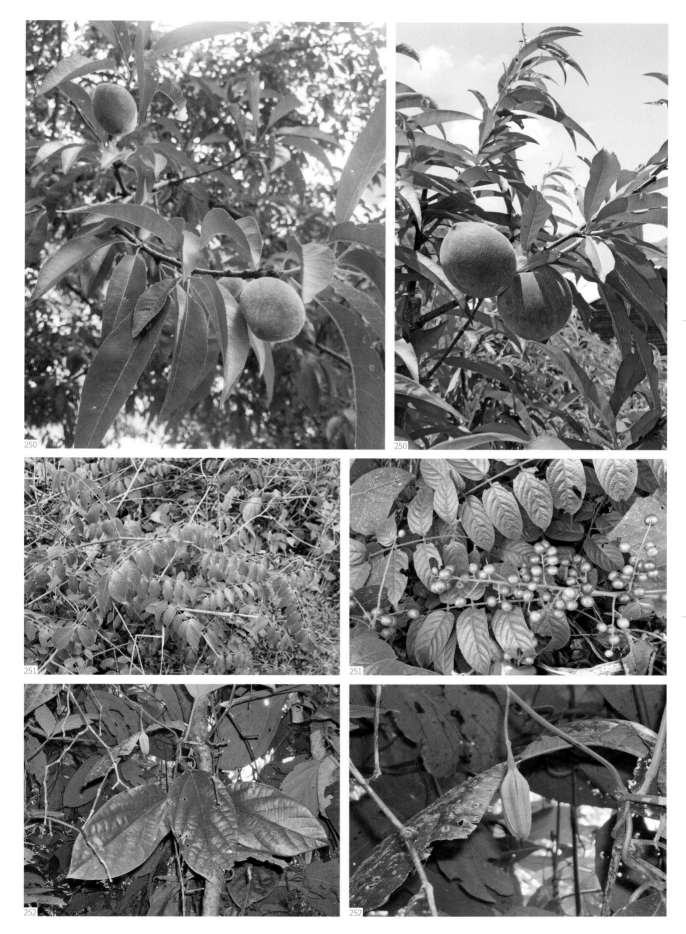

250

250

251

251

252

252

中文名

铁刀木
Cassia siamea

俗名：黑心树

豆科 Leguminosae

傣名（音译）：锅习列

（guo-xi-lie）

傣文名：ᨠ ᨡᩛᩮ ᩃᩢᩮᩢᨦ

描述

功能：清火解毒，祛风除湿，消肿止痛，杀虫止痒。

基源及主治：心材煎汤内服并湿敷，用于跌打损伤，风湿关节疼痛；叶水煎洗，用于皮肤瘙痒、热痱子，疮疡脓肿。传统睡药疗法、熏蒸疗法、洗药疗法、拖擦药物疗法常使用。

中文名

铁海棠
Euphorbia milii

俗名：虎刺梅、麒麟刺

大戟科Euphorbiaceae

傣名（音译）：锅足

（guo-zu）

傣文名：ᨣᩮᩢ ᩅᩣᩅ

描述

功能：清热解毒，敛疮止痒。

基源及主治：茎、叶捣汁外擦或捣烂外敷，用于顽癣、汗斑、痈疮、跌打损伤、骨折、疔疮脓肿、疖痈肿等。

中文名

铁力木
Mesua ferrea

俗名：东京木、铁梨木

藤黄科 Guttiferae

傣名（音译）：锅埋波纳

（guo-mai-bo-na）

傣文名：ᨠ ᨾᩣᩢᨿᩮᩢ ᨾᩮᩢ ᨶᩣᩢ

描述

功能：止咳祛痰，解毒消肿。

基源及主治：树皮、花或种子水煎服，用于咳嗽多痰、咽喉肿痛、咽喉炎；树皮、叶捣烂外敷，用于疮疡疖肿、痔疮出血、烫伤、毒蛇咬伤。

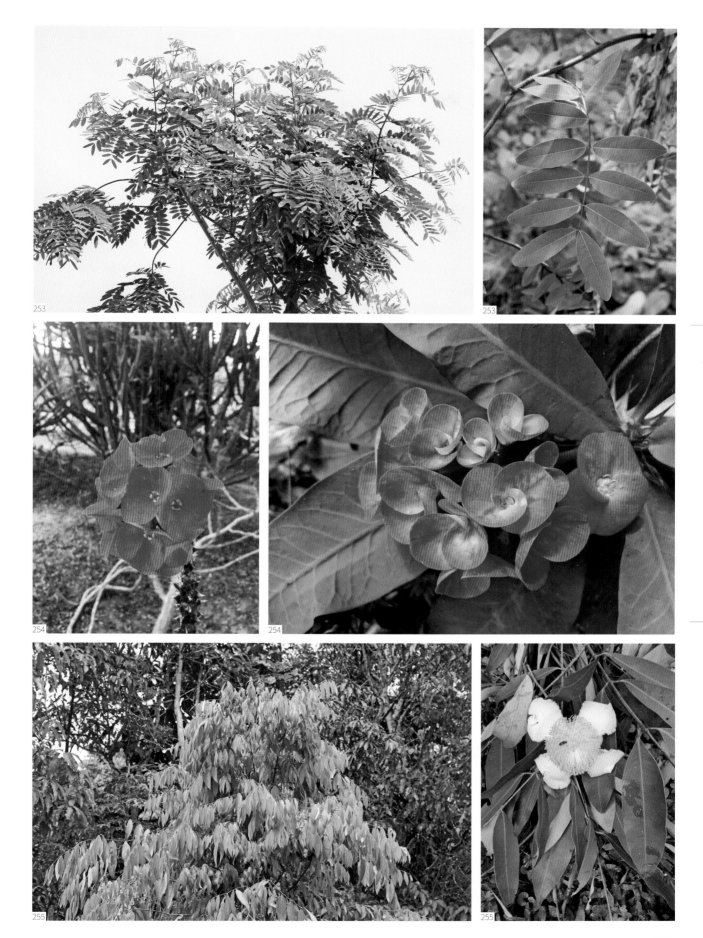

253

253

254

254

255

255

中文名

通光散
Marsdenia tenacissima

俗名：通关藤、大苦藤

萝藦科 Asclepiadaceae

傣名（音译）：嘿蒿烘

（hei-hao-hong）

傣文名：ဂၵ၈ ၅၅ ၅၂၅

描述

功能： 清热解毒，止咳平喘，续筋接骨。

基源及主治： 根水煎服，用于支气管炎、支气管哮喘、胃病、咽喉炎、胃肠积热、肺炎、扁桃体炎、膀胱炎等；茎、叶捣烂外敷，用于风湿、跌打、骨折、疔疮肿毒等。

中文名

铜锤玉带草
Lobelia angulata

俗名：地石榴、铜锤草

桔梗科Campanulaceae

傣名（音译）：麻张拎

（ma-zhang-lin）

傣文名：ဗၘ၅ ၈၁၅ ၃၅

描述

功能： 祛风除湿，清热解毒，消肿止痛。

基源及主治： 全草水煎服，用于风湿疼痛、月经不调、白带、遗精；全草捣烂外敷，用于跌打损伤、创伤出血。

中文名

土连翘
Hymenodictyon flaccidum

俗名：网膜籽、红丁木

茜草科 Rubiaceae

傣名（音译）：埋宋戈

（mai-song-ge）

傣文名：ၣ၅၁ ၁၁၄၅ ၆၈၅

描述

功能： 清火解毒，止咳化痰，镇静安神，杀虫止痒。

基源及主治： 根水煎服，用于风热感冒、咳嗽、高热、失眠多梦、入梦易惊、产后体弱多病、不思饮食、心悸乏力；根煎水洗或捣烂外敷，用于脚癣、脚气、风湿热痹证、肢体关节红肿热痛、屈伸不利。

傣医药　　　　植物图鉴

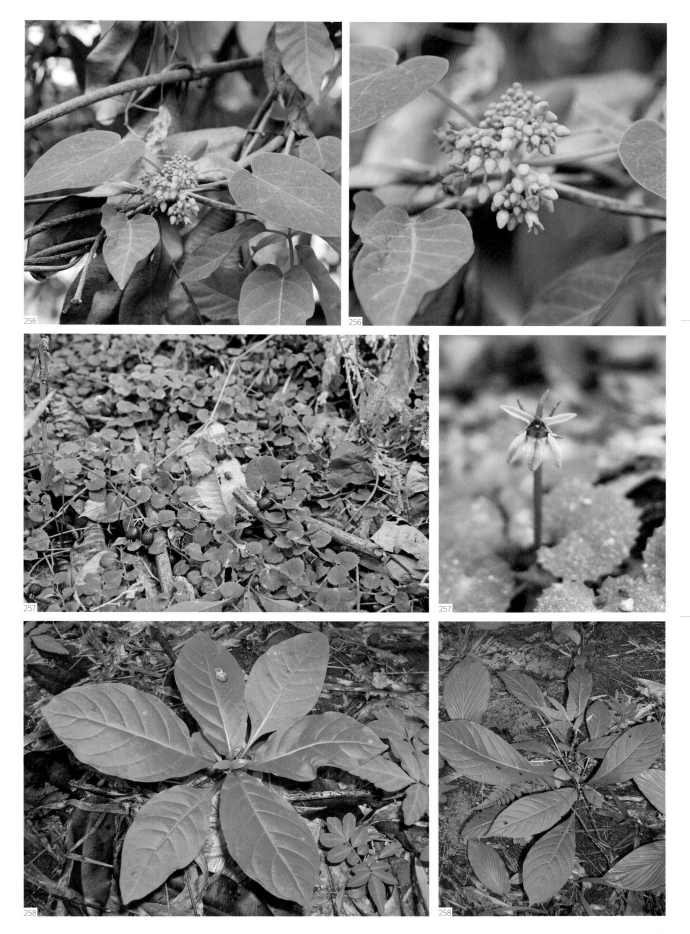

259

中文名

团花
Anthocephalus chinensis

俗名：大叶黄梁木、奇迹树
茜草科 Rubiaceae
傣名（音译）：埋嘎东
（mai-ga-dong）
傣文名：ဆၚ ၈ ၆ဃၕ

描述

功能：清热解毒，消炎止痛，杀菌止痒。

基源及主治：茎皮水煎服，用于急性黄疸型肝炎、胆囊炎、食欲不振、全身乏力；茎皮、叶煎水洗，用于皮肤瘙痒。

260

中文名

弯管花
Chassalia curviflora

俗名：假九节、水松罗
茜草科 Rubiaceae
傣名（音译）：叫哈蒿
（jiao-ha-hao）
傣文名：ၐၐၮၕၔ ၒၚ ၅ၒၕ

描述

功能：清火解毒，祛风除湿，通乳提气。

基源及主治：根水煎服，用于肺炎咳嗽、咽喉肿痛、风湿关节疼痛，产后体弱多病、乳汁不下、缺乳、气血虚等。

261

中文名

望江南
Senna occidentalis

俗名：野扁豆、羊角豆
豆科 Leguminosae
傣名（音译）：锅拢朗
（guo-long-lang）
傣文名：ၮၒ ၕၚၔ ၕၚၮၕ

描述

功能：通气血，祛风除湿，消肿止痛。

基源及主治：根水煎服或泡酒内服，用于风寒湿痹证、肢体关节酸痛、屈伸不利、跌打损伤；茎、叶水煎服，用于心慌心跳、头晕目眩、胃脘胀痛。

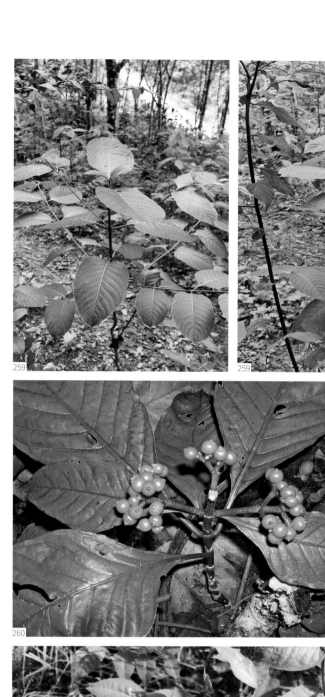
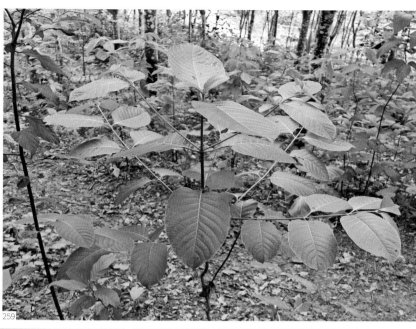

259

259

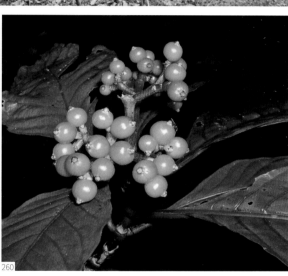

260

260

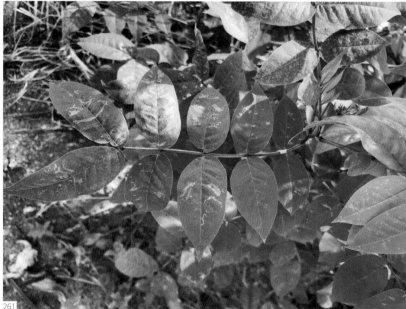
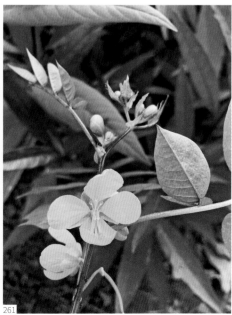

261

261

中文名

蒌叶
Piper betle

俗名：蒟酱
胡椒科 Piperaceae
傣名（音译）：嘿摆
（hei-bai）
傣文名：ᦷᦆᦲ ᦢᦾ

描述

功能：祛风散寒，行气化痰，解毒消肿，燥温止痒。

基源及主治：叶水煎服，用于化痰止咳、咽喉肿痛、消化不良、胃寒咳嗽、风湿骨痛、水肿；茎、叶捣烂外敷，用于跌打损伤、风湿骨痛、疮疡肿毒、痔疮肿痛、汤火伤；叶水煎洗，用于风毒脚气、疥癞、湿麻疹瘙痒等。

中文名

乌蔹莓
Cayratia japonica

俗名：五叶莓、过山龙
葡萄科Vitaceae
傣名（音译）：芽波多
（ya-bo-duo）
傣文名：ᦷᦍᦲ ᦻᦳ ᦵᦃᦲᧃ ᦷᦆ

描述

功能：清热解毒，活血散淤，消肿止痛。

基源及主治：全草水煎服，用于风湿痛、黄疸、痢疾、白浊、小便不畅、尿中带血、尿道涩痛；茎叶捣烂外敷，用于疔疮肿毒、毒虫蛇咬伤、疖肿、痈肿等。

中文名

无花果
Ficus carica

俗名：红心果、催奶果
桑科Moraceae
傣名（音译）：帕萼应
（pa-e-ying）
傣文名：ᦕᦱᧅ ᦷᦆᦲ ᦵᦍᦲᧂ ᦷᦆ

描述

功能：清热解毒，消肿止痛，健胃驱虫。

基源及主治：果水煎服，用于消化不良、食欲不振、脘腹胀痛、痔疮、便秘、脱肛、腹泻、乳汁不足、咽喉肿痛、热痢疾、久咳不止、痰多等。

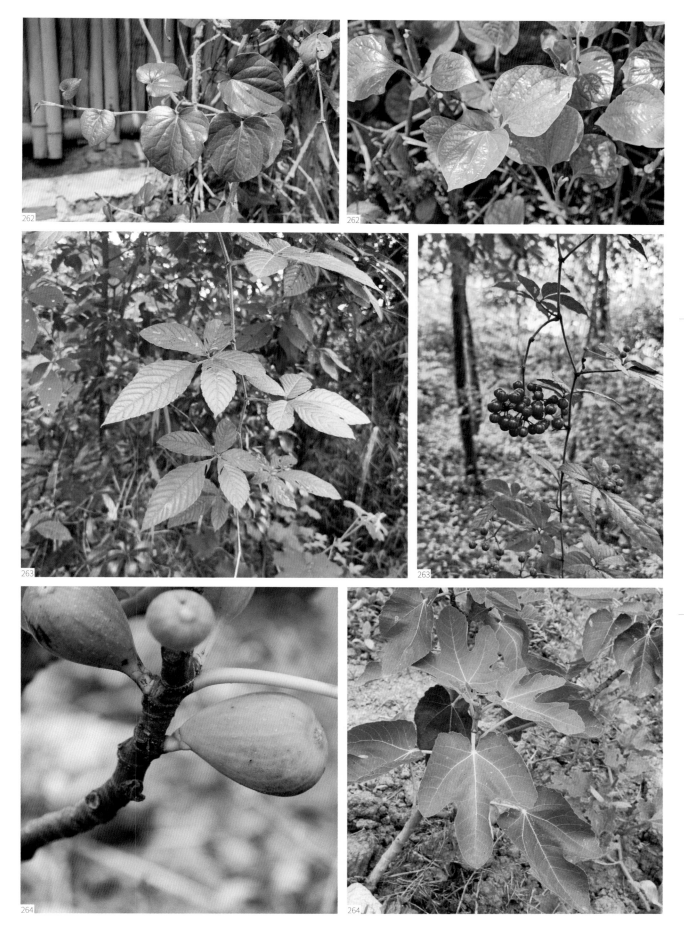

中文名

西番莲
Passiflora coerulea

俗名：百香果、巴西果
西番莲科 Passifloraceae
傣名（音译）：罗玲龙
（luo-ling-long）
傣文名：ဝၣ လၵၵ ၠၒၵၵ

描述

功能：止咳化痰、消肿止痛。
基源及主治：根、花水煎服，用于风热头痛、鼻塞流涕、咽喉肿痛、百日咳、神经痛、失眠症、月经痛、下痢。

中文名

西南猫尾木
Dolichandrone stipulata

俗名：牛尾巴果、猴子尾巴花
紫葳科 Bignoniaceae
傣名（音译）：埋借
（mai-jie）
傣文名：ၟၕၔ ၵၵၵ

描述

功能：清热解毒，祛风退热。
基源及主治：叶水煎服，用于高热不退、感冒发热。

中文名

西南山梗菜
Lobelia sequinii

俗名：大将军、屎壳郎
桔梗科 Campanulaceae
傣名（音译）：彪蚌法
（biao-beng-fa）
傣文名：ၵၕၔ ၰၵၕၔ ၵၕၔ

描述

功能：清热解毒，消肿止痛，除风杀虫。
基源及主治：根水煎服，用于腮腺炎、颌下淋巴结肿痛、腹痛腹胀、不思饮食、咳喘；根、叶水煎洗，用于皮肤病痒、斑疹、疥癣、湿疹、疗疮痈疖脓肿、风寒湿痹证、肢体关节酸痛、屈伸不利；叶捣烂外敷，用于腰痛。

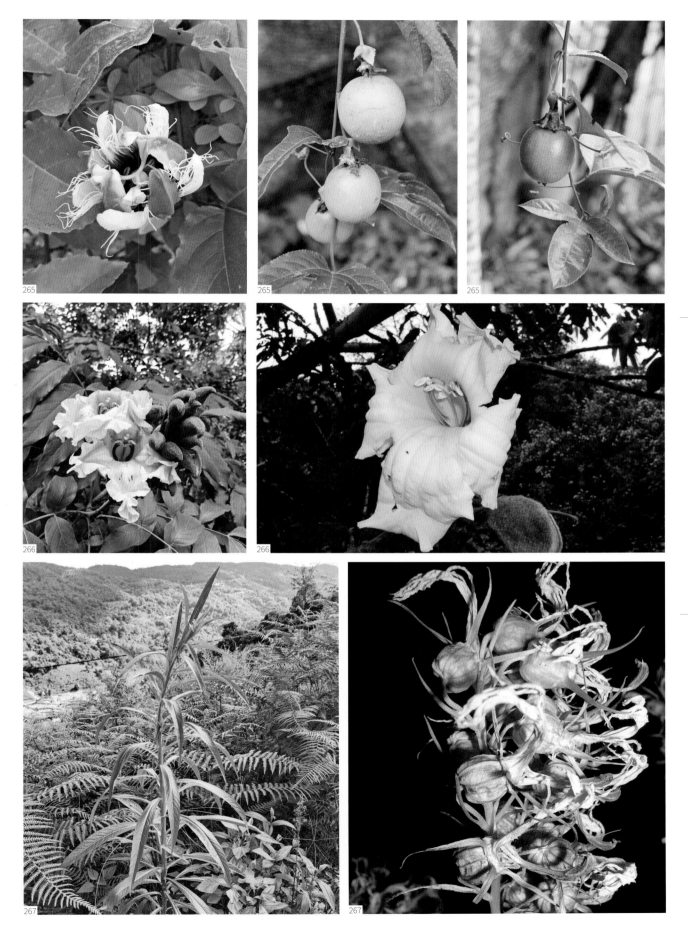

中文名

西南文殊兰
Crinum asiaticum

俗名：十八学士、翠堤花

石蒜科 Amaryllidaceae

傣名（音译）：里罗龙

（li-luo-long）

傣文名：လၢ ၆ လ ၆ ၇ ၅

描述

功能：消肿止痛，接骨续筋，催吐解毒。

基源及主治：叶与鳞茎捣烂外敷，用于跌打损伤、骨折、风热头痛、疔疮脓肿；花捣汁开会冲服，用于食物中毒、腹泻呕吐。

中文名

锡兰肉桂
Cinnamomum zeylanicum

俗名：假肉桂

樟科 Lauraceae

傣名（音译）：锅些囊

（guo-xie-nang）

傣文名：တ ၂ ၮ၆၆ ၅၁၅

描述

功能：温补肾阳，散寒止痛，舒筋活血。

基源及主治：茎皮、根水煎服，用于肾阳不足、阳痿、尿频、腰膝冷痛、低血压、脾阳不振、胃腹冷痛、妇女痛经闭经等。

中文名

豨莶
Siegesbeckia orientalis

俗名：母猪草、黏糊菜

菊科 Compositae

傣名（音译）：芽闷共

（ya-men-gong）

傣文名：၂၁၅ ၰ၁၅ ၆တ၅

描述

功能：清火解毒，利水消肿，祛风除湿，消肿止痛，涩肠止泻。

基源及主治：全草，水煎服，用于水肿、小便热涩疼痛、尿路结石、腹痛腹泻赤白下痢；捣烂外敷，用于头痛头昏、风寒湿痹证、肢体关节酸痛、屈伸不利。

傣医药　　　植物图鉴

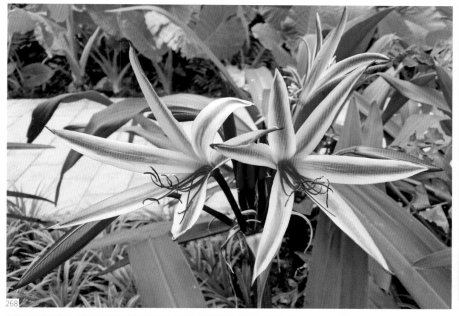

268

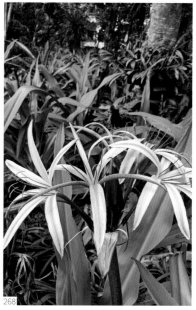

268

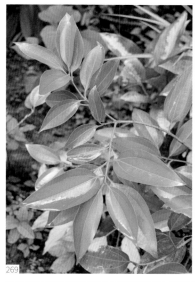

269

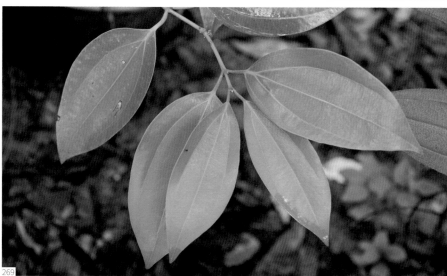

269

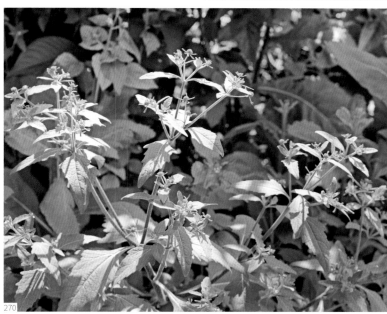

270

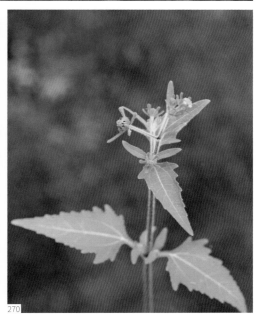

270

中文名

喜树
Camptotheca acuminata

俗名：千丈树、旱莲木

蓝果树科Nyssaceae

傣名（音译）：埋蒙哈

（mai-meng-ha）

傣文名：ᩁᩣᩭ ᩁᩢᩴᩮᩉᩣ ᩉᩣ

描述

功能：清热解毒，消肿止痛。

基源及主治：根、果水煎服，用于胃癌、结肠癌、直肠癌、膀胱癌、慢性粒细胞性白血病、急性淋巴细胞性白血病；茎皮捣汁外擦，用于牛皮癣、皮肤瘙痒等。

中文名

细根菖蒲
Acorus calamus

俗名：水菖蒲、大叶菖蒲

天南星科 Araceae

傣名（音译）：罕好喃

（han-hao-nan）

傣文名：ᩁᩣᩬ ᩉᩬᩁ ᩉᩣᩴ

描述

功能：理气止痛，镇静安神，止咳平喘。

基源及主治：根水煎服，用于婴儿水泻、呕吐、气胀腹痛、不思饮食、失眠多梦、头晕头痛。传统熏蒸疗法常使用。

中文名

虾子花
Woodfordia fruticosa

俗名：虾米草、吴福花

千屈菜科 Lythraceae

傣名（音译）：埋短荒

（mai-duan-huang）

傣文名：ᩁᩣᩭ ᩃᩩᩴᩁ ᩉᩢᩢᩁ

描述

功能：行气止血，祛风除湿，舒筋活络。

基源及主治：根、花水煎服，用于妇女血崩、月经不调、痛经、闭经、咯血、肠风下血、痢疾；根泡酒内服，用于腰肌劳损、风湿关节炎、风湿痹痛、跌打损伤。

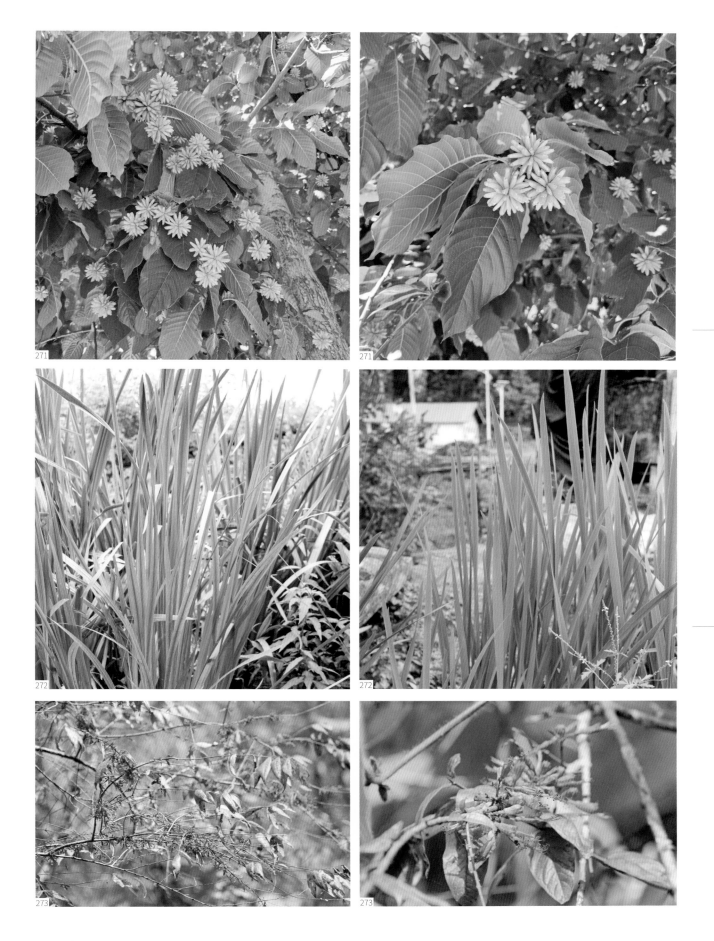

271

271

272

272

273

273

中文名

腺点油瓜
Hodgsonia macrocarpa

俗名：油渣果、野面瓜
葫芦科 Cucurbitaceae
傣名（音译）：麻景
（ma-jing）
傣文名：ယာၣ ၈ၵၟၠ

描述

功能：清火解毒，杀虫止痒，利水退黄，敛疮生肌。

基源及主治：外果皮煎水洗，用于疔疮、疥癣、疮疡久不收口；叶煎水洗或捣汁滴耳，用于耳流脓血；根水煎服，用于黄疸；藤茎煎水洗，用于梅毒。

中文名

香花崖豆藤
Millettia dielsiana

俗名：山鸡血藤、血藤
豆科 Leguminosae
傣名（音译）：嘿亮郎
（hei-liang-lang）
傣文名：ၮၯၡ ၈ၩၧၠ ၨၠ

描述

功能：祛风除湿，舒筋活络，强精增髓，补肾健体。

基源及主治：根水煎服，用于气血两亏、肺虚劳热、阳痿遗精、白浊带腥、月经不调、疮疡肿毒、腰膝酸痛、麻木瘫痪、风湿关节炎等。

中文名

香蓼
Polygonum viscosum

俗名：粘毛蓼、红杆蓼
蓼科 Polygonaceae
傣名（音译）：飞曼
（fei-man）
傣文名：၂ၟၰ ၯၯၠ

描述

功能：健胃消食，理气止痛，清火解毒，祛风除湿。

基源及主治：茎叶水煎服，用于胃脘胀痛、消化不良、小儿疳积、小儿高热惊厥；茎叶捣烂外敷，用于风湿关节疼痛、疮疡溃烂、红肿疼痛。

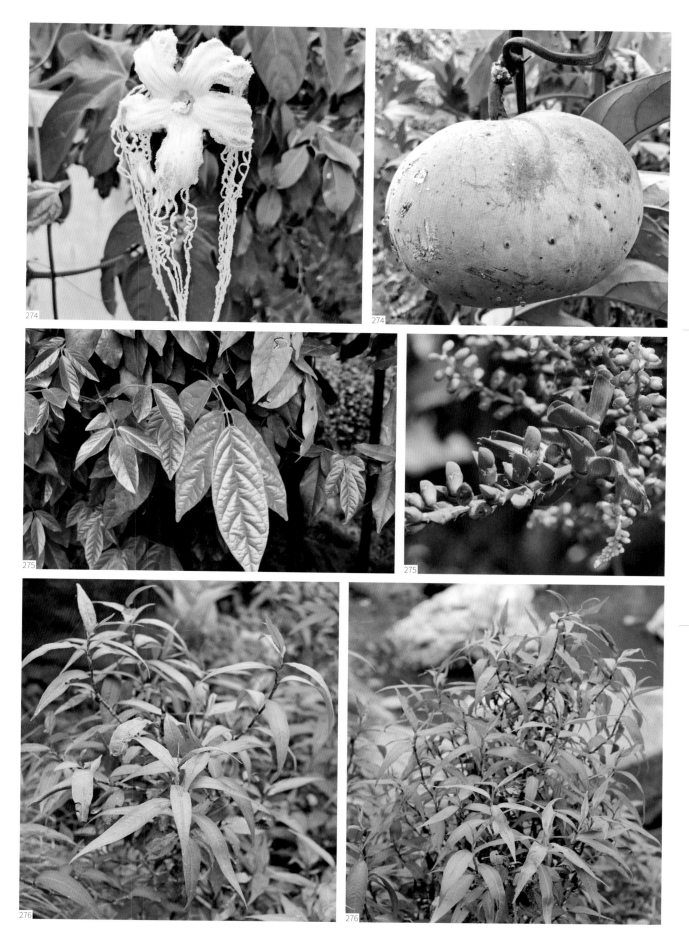

274

274

275

275

276

276

中文名

香露兜
Pandanus amaryllifolius

俗名：板兰香、香兰叶
露兜树科 Pandanaceae
傣名（音译）：金荒
（jin-huang）
傣文名：ოၮ ოၰ

描述

功能：清火解毒，消炎止痛，润肤养颜。

基源及主治：全草水煎服，用于心脏病、胃炎、肝炎、增加细胞新陈代谢、消除疲劳、延缓衰老等。

中文名

向日葵
Helianthus annuus

俗名：葵花籽、丈菊
菊科 Compositae
傣名（音译）：罗晚歪
（luo-wan-wai）
傣文名：ვოၮ ოၰ ຊၣໆ

描述

功能：除风止痛，补肝健肾。

基源及主治：根、花盘水煎服，用于头痛眩晕、失眠、高血压、风热感冒、咳嗽；根茎炒炭研细，温开水送服，用于带下量多、小便热涩疼痛；种仁水煎服，用于不思饮食、腹痛腹泻、赤白下痢、麻疹透发不畅。

中文名

小驳骨
Gendarussa vulgaris

俗名：接骨木、小驳骨丹
爵床科 Acanthaceae
傣名（音译）：莫哈爹
（mo-ha-die）
傣文名：ໃၮ ຊ ოၣ

描述

功能：通气活血，续筋接骨，消肿止痛。

基源及主治：茎、叶捣烂外敷，用于骨折、跌打肿痛、筋腱损伤、跌打损伤、风湿引起的肢体及关节疼痛。传统睡药疗法、包药疗法、拖擦药物疗法常使用。

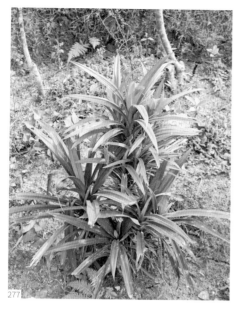

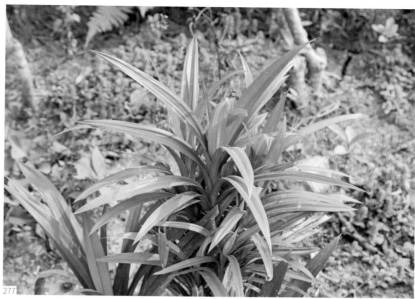

277

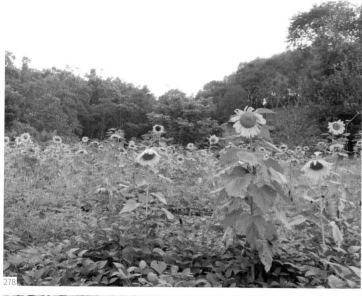

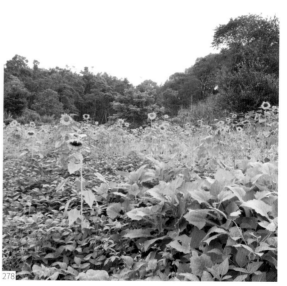

278

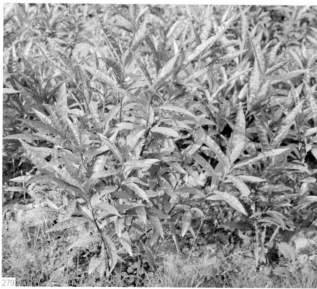

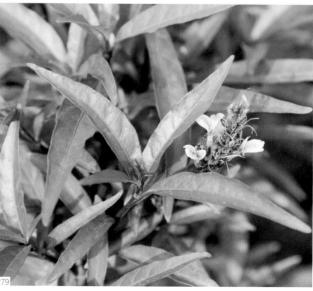

279

280

中文名

小车前

Plantago erosa

俗名： 癞蛤蟆棵、滇车前

车前科 Plantaginaceae

傣名（音译）： 芽英忍囡

（ya-ying-ren-nuai）

傣文名： ᨿᩣᨦ ᩅᩥᨦ ᨿᩥᨶ ᨶ᩠ᩅᩲ

描述

功能： 祛风活血，消肿止痛，清热解。

基源及主治： 全草，水煎服，用于水肿病、黄疸病、尿频、尿急、尿痛、小便热涩、热风所致的咽喉肿痛；捣烂外敷，用于跌打损伤、骨折。传统包药疗法常使用。

281

中文名

小红蒜

Eleutherine plicata

俗名： 红蒜

石蒜科 Amaryllidaceae

傣名（音译）： 贺波亮

（he-bo-liang）

傣文名： ᩉᩮᩢ ᨷᩮᩢ ᩃ᩠ᨿᩣ᩠ᨦ

描述

功能： 清火解毒，利尿除湿，消肿止痛，通气活血。

基源及主治： 鳞茎，捣烂外敷，用于四肢关节红肿疼痛、活动受限，跌打损伤、疮疖肿毒；捣汁内服或水煎服，用于心、胸闷痛，头昏、呕吐，吐血、咯血，痢疾，小便热涩疼痛、尿急、尿频等。

282

中文名

小叶眼树莲

Dischidia minor

俗名： 上别木、瓜子金

萝藦科 Asclepiadaceae

傣名（音译）： 咩布

（mie-bu）

傣文名： ᨾᩮ᩠ᨿ ᨷᩩ

描述

功能： 清热解毒，养阴生津，杀菌止痒。

基源及主治： 藤茎、叶，水煎服，用于高热、咽喉干涩、目赤肿痛；捣烂加生石膏拌匀外敷，用于小儿腹部痞块；捣烂加柠檬汁拌匀外敷，用于腮腺炎、颌下淋巴结、乳房胀痛；捣烂加硫磺拌匀，用于各种顽癣。

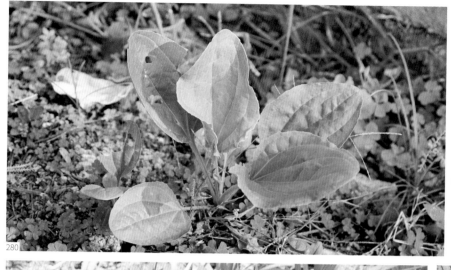

280

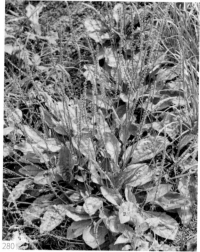

280

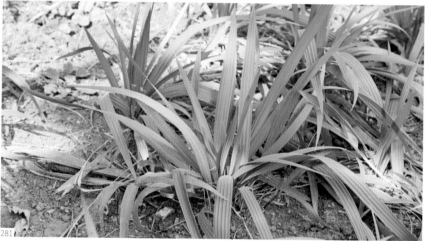

281

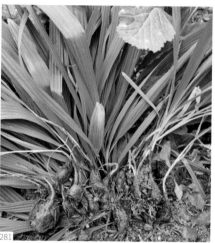

281

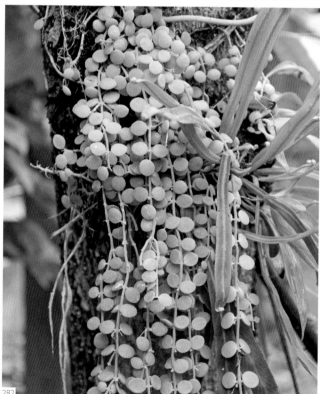

282

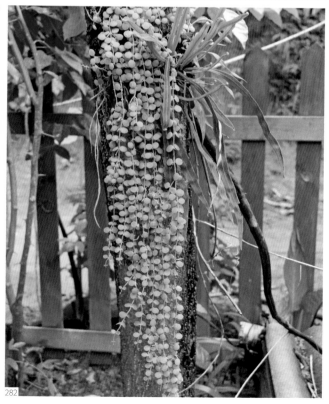

282

中文名

斜叶榕
Ficus tinctoria

俗名：石壁榕、半边刀

桑科 Moraceae

傣名（音译）：锅埋海亮

（guo-mai-hai-liang）

傣文名：ოა ငွ၅ ა၅ ၊ ၊ ၂ ၅

描述

功能：清热解毒，消肿止痛，利湿止泻。

基源及主治：茎皮水煎服，用于感冒、高热惊厥、泄泻、痢疾、目赤肿痛。

中文名

星毛金锦香
Osbeckia stellata

俗名：假朝天罐、蛊蛊花

野牡丹科 Melastomataceae

傣名（音译）：哥搞囡

（ge-hao-nuai）

傣文名：ოა ოၣ ၅ ၊ ၆

描述

功能：清热解毒，祛风止痒。

基源及主治：根水煎服，用于胆囊炎、肝炎、糖尿病；茎皮、叶捣烂水煎洗，用于过敏性皮炎、湿疹、麻疹、皮肤瘙痒等。

中文名

绣球防风
Leucas ciliata

俗名：绣球草、蜜蜂草

唇形科 Labiatae

傣名（音译）：芽冬买豪

（ya-dong-mai-hao）

傣文名：ၢ၅ ოၣ၅ ၅ၢ ၅ၣ၅

描述

功能：行气止痛，清火明目，利水消肿。

基源及主治：根水煎服，用于感冒发热、风湿关节痛、胃肠炎、脘腹胀痛、水肿；全草煎水洗，用于皮肤湿疹、神经性皮炎、虫蛇咬伤、痈疮肿毒、目赤肿痛。

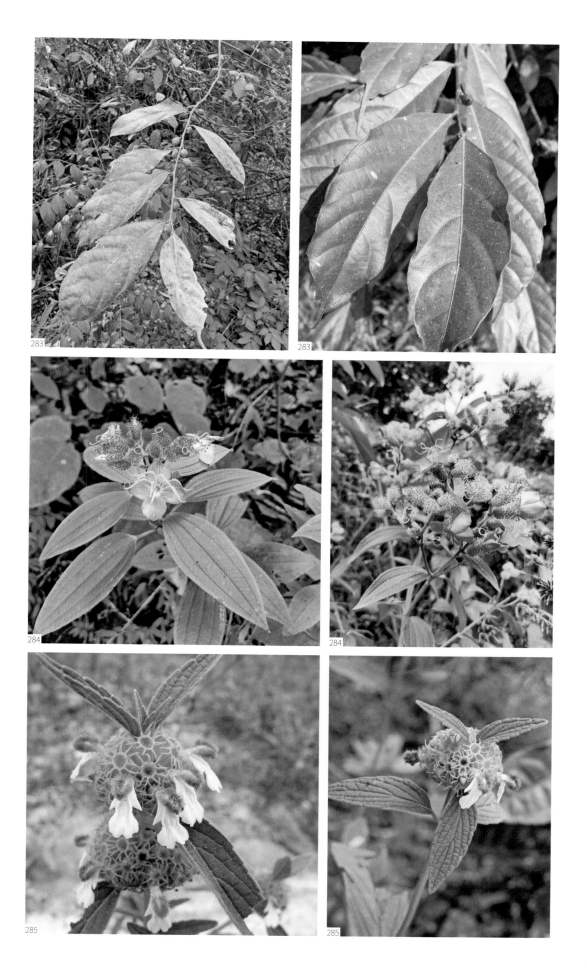

中文名

须药藤

Stelmatocrypton khasianum

俗名：生藤、香根藤

萝藦科 Asclepiadaceae

傣名（音译）：叫哈荒

（jiao-ha-huang）

傣文名：ᨠᨿᨾᩲᩭᩣᩥ ᩉᩣᨦ ᩃᩮᩬᩢᨾ

描述

功能： 通气止痛，止咳化痰，除风止痛，续筋接骨。

基源及主治： 根水煎服，用于咽喉肿痛、口舌生疮、咳嗽；根泡酒内服，用于风湿关节疼痛、腰痛；叶烤黄后水煎服，用于产后头晕、呕吐；叶捣烂外敷，用于跌打损伤、骨折。传统熏蒸疗法、洗药疗法常使用。

中文名

旋花茄

Solanum spirale

俗名：大苦凉菜

茄科 Solanaceae

傣名（音译）：帕立

（pa-li）

傣文名：ᨸᩣᨠ ᩃᩥ

描述

功能： 清热解毒，止咳化痰，消肿止痛，降逆止呕，敛疮收口。

基源及主治： 根水煎服，用于感冒发热、咳嗽、咽喉痛、疟疾、痢疾、便血、膀胱炎、耳鸣耳聋、呕吐不止；叶煎汤含漱，用于咽喉肿痛、口臭；叶水煎洗，用于疗疮涌疖脓肿、汗疹、麻疹等。

中文名

血苋

Iresine herbstii

俗名：红叶洋苋、圆叶洋苋

苋科 Amaranthaceae

傣名（音译）：皇亮

（huang-liang）

傣文名：ᩃᩮᩬᩢᨾ ᩁᩬᨦᩥ

描述

功能： 清热解毒，调经止血，杀菌止痒。

基源及主治： 根水煎服，用于月经不调、痛经、血崩、吐血、便血、细菌性痢疾、肠炎；叶煎水洗或捣烂外敷，用于麻疹、风疹、湿疹。

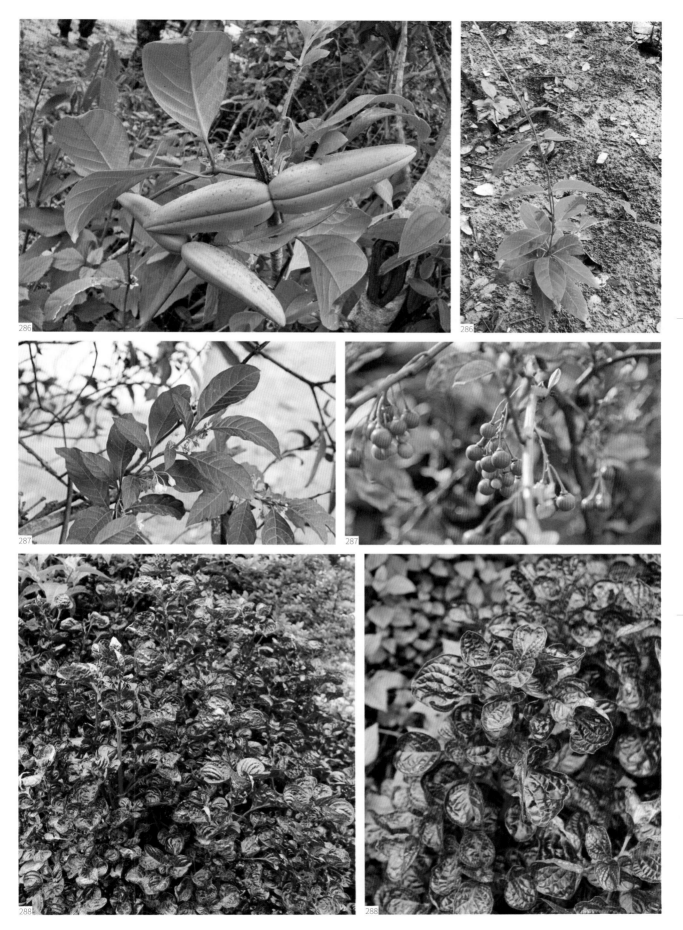

中文名

鸦胆子
Brucea javanica

俗名：老鸦胆、苦参子
苦木科 Simaroubaceae
傣名（音译）：埋借些迭
（mai-jie-xie-die）
傣文名：ⴰⴳⴰ ⴰⴰⴳ ⴰⴰⴳ ⴰⴳⴳ

描述

功能：清热解毒，截疟止泻。

基源及主治：叶捣烂外敷或煎水洗，用于鸡眼、湿疹、麻疹、皮肤瘙痒、毒虫蛇咬伤；果水煎服，用于疟疾、痢疾、肝脾肿大、脘腹胀痛等。

中文名

鸭嘴花
Adhatoda vasica

俗名：大还魂、鸭子花
爵床科 Acanthaceae
傣名（音译）：莫哈蒿
（mo-ha-hao）
傣文名：ⴻⴵ ⴷⵠ ⴼⵠⴳ

描述

功能：清火利水，消肿止痛，续筋接骨。

基源及主治：根水煎服，用于小便热涩疼痛、小便不通；根捣烂炒热加酒外敷，用于跌打损伤、骨折、风寒湿痹证、肢体关节酸痛屈伸不利；叶捣烂炒热加酒外敷，用于腹内痉挛剧痛、小腹冷痛、痛经、小便不通。传统睡药疗法、包药疗法、拖擦药物疗法常使用。

中文名

崖姜
Pseudodrynaria coronans

俗名：岩姜蕨、王冠蕨
槲蕨科 Drynariaceae
傣名（音译）：故望
（gu-wang）
傣文名：ⵠⵒⴵⴻ ⴵⵑⴵⴻ

描述

功能：祛风除湿，舒筋活络，敛疮收口，消肿止痛。

基源及主治：根状茎，水煎服，用于胃出血、呕血、胃溃疡、十二指肠溃疡、腰痛、耳鸣、耳聋、小便热涩疼痛、跌打损伤、淤肿疼痛、四肢关节红肿疼痛；捣汁或磨水外擦，用于湿疹瘙痒、皮肤溃烂、带状疱疹。

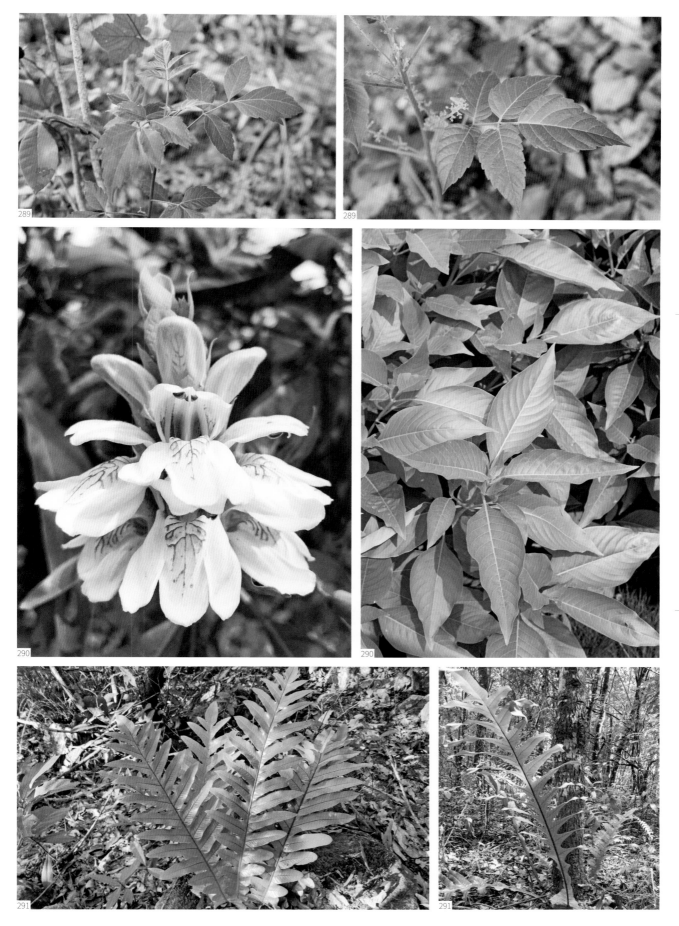

292

中文名

盐肤木

Rhus chinensis

俗名：盐巴辣子果、五倍子、

漆树科 Anacardiaceae

傣名（音译）：锅麻坡

（guo-ma-po）

傣文名：ᨣᩮᩬᩁ ᨾᩣ᩠ᨠ ᨻᩮᩬᩥ

描述

功能：清热解毒，散淤止血。

基源及主治：根水煎服，用于感冒发热、支气管炎、咳嗽咯血、肠炎、痢疾、痔疮出血；根、叶捣烂外敷，用于治跌打损伤、毒蛇咬伤、漆疮。传统坐药疗法常使用。

293

中文名

羊耳菊

Inula cappa

俗名：白牛胆、猪耳风

菊科 Compositae

傣名（音译）：娜罕

（na-han）

傣文名：ᨶᩣ᩠ᨶ ᩉ᩠ᨶᩢ

描述

功能：除风散寒，健胃消食，调补气血，解毒消疮。

基源及主治：根水煎服，用于多汗症、腹痛腹泻、赤白下痢、崩漏、风寒感冒、头痛头昏、恶心呕吐、小儿高热。

294

中文名

羊蹄

Rumex japonicus

俗名：野菠菜、羊蹄叶

蓼科 Polygonaceae

傣名（音译）：帕莪朗

（pa-e-lang）

傣文名：ᨹᨠ᩠ᨠᩮᩬᩥᩃᩣ᩠ᨦ

描述

功能：清热通便，凉血止血，杀虫止痒。

基源及主治：根捣烂加酒炒热外敷，用于痔疮、急性乳腺炎、黄水疮、疥癣、痈疮肿毒、跌打损伤。根水煎服，用于小便热涩、便秘、杀虫。

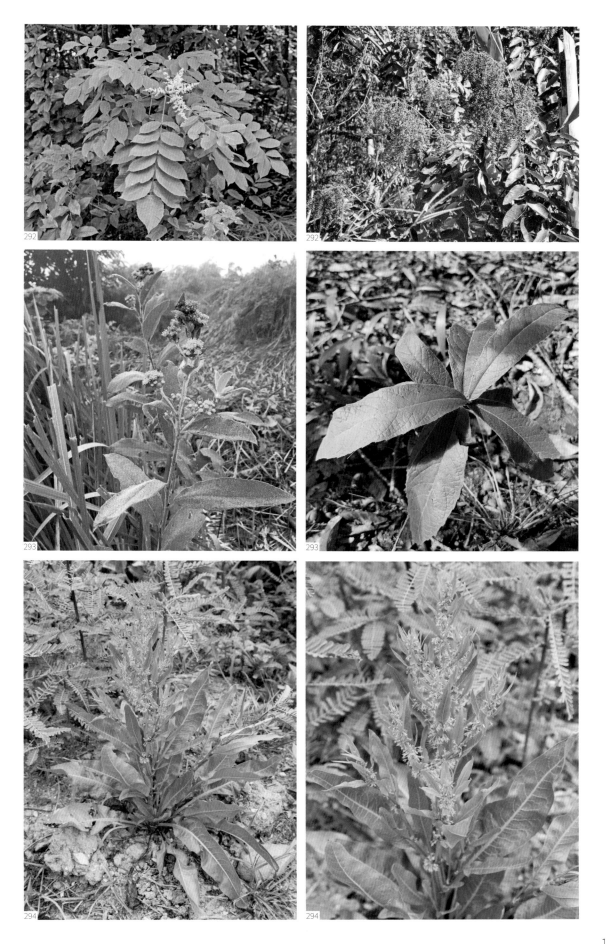

295

中文名

阳桃

Averrhoa carambola

俗名：五棱果、五棱果洋桃

酢浆草科 Oxalidaceae

傣名（音译）：锅麻奋

（guo-ma-fen）

傣文名：ᨠᩬ᩶ ᨾᩢ᩠ᨠ ᨹᩮᩬᩥᨦ

描述

功能：清热解毒，利水生津，消肿止痛。

基源及主治：果鲜食，用于风热咳嗽；果捣汁内服，用于疟疾；叶水煎服，用于热渴、小便短涩；叶煎水热洗患处，用于顽固癣疥疮；根泡酒内服，用于关节炎、心痛。

296

中文名

野姜

Zingiber cammuner

俗名：野毛姜苗、襄荷

姜科 Zingiberaceae

傣名（音译）：辛藤

（xin-teng）

傣文名：ᨡᩥᨦᨴᩮᩥᨦ

描述

功能：健胃消食，祛风除湿，消肿止痛。

基源及主治：根晒干碾粉开水送服，用于食积胀满、脘腹疼痛、恶心呕吐；根水煎服，用于肝脾肿大；根捣烂加猪油、淘米水炒热外敷，用于风湿热痹证、肢体关节红肿热痛、肢体关节屈伸不利。

297

中文名

野蕉

Musa balbisiana

俗名：野芭蕉

芭蕉科 Musaceae

傣名（音译）：贵藤

（gui-teng）

傣文名：ᨠᩖ᩶ᩣ᩠ᨿᨴᩮᩥᨦ

描述

功能：清热解毒，消肿止痛，化痰消痞。

基源及主治：假茎水煎服，用于水肿、肛胀；花水煎服，用于脑梗；根水煎服，用于淋症、消渴症、感冒、胃痛、腹痛等。

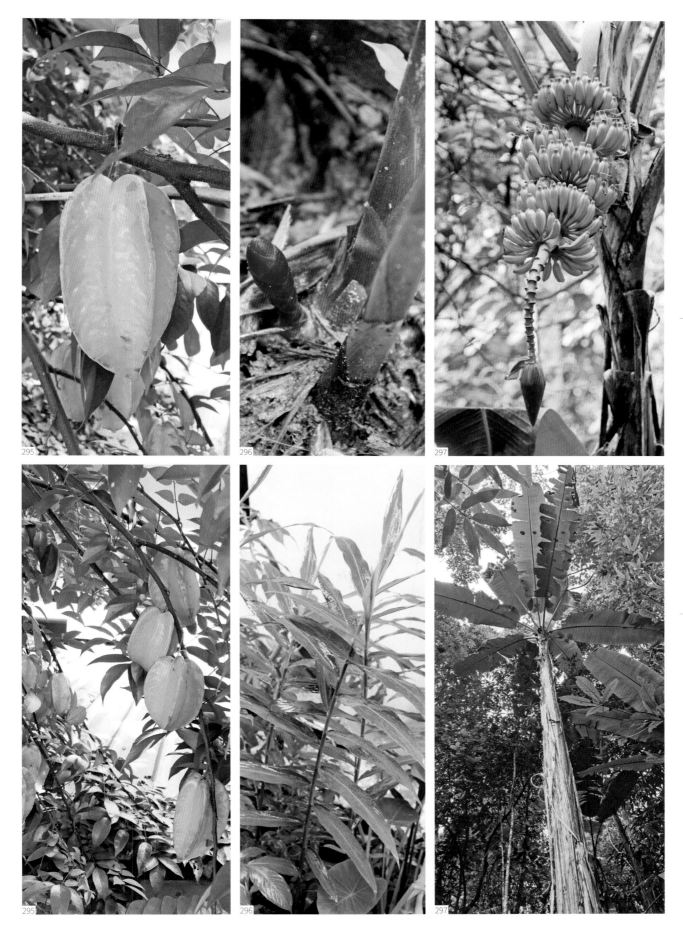

野牡丹
Melastoma candidum

俗名：猪古稔、豹牙兰

野牡丹科 Melastomataceae

傣名（音译）：芽晚电

（ya-wan-dian）

傣文名：ပြဘ ဖ္သၢင္ ၈၈တၢ

描述

功能：消积利湿，活血止血，清热解毒。

基源及主治：根水煎服，用于消化不良、肠炎腹泻、痢疾便血；根与畜禽肉炖食，用于跌打损伤、膝盖肿痛、耳痛、月经不调、月子病等；茎、叶捣烂外敷，用于疔疮脓肿、毒蛇咬伤等。

野茄
Solanum coagulans

俗名：牛茄子、黄水茄

茄科 Solanaceae

傣名（音译）：麻禾很

（ma-he-hen）

傣文名：ဖၢၢ ၈ချိ ၈၈ရ္

描述

功能：清火解毒，降逆止呕，杀虫止痒。

基源及主治：果肉加猪油、淘米水拌匀烘热后外敷，用于甲沟炎；根水煎服，用于恶习呕吐；果实挖洞，塞入火药，烘热取果汁搽，用于体癣。

野柿
Diospyros kaki

俗名：野毛柿、山柿

柿科 Ebenaceae

傣名（音译）：麻贺尼

（ma-he-ni）

傣文名：ဖၢၢ ၆ၵ ၈၈၉၈

描述

功能：清火解毒，强精增髓，补肾健体。

基源及主治：根水煎服或泡酒内服，用于体弱多病、早衰、早泄、黄疸；枝条烘烤后水煎服，用于全身乏力、不思饮食；叶捣烂外敷或捣汁外搽，用于水火烫伤等。

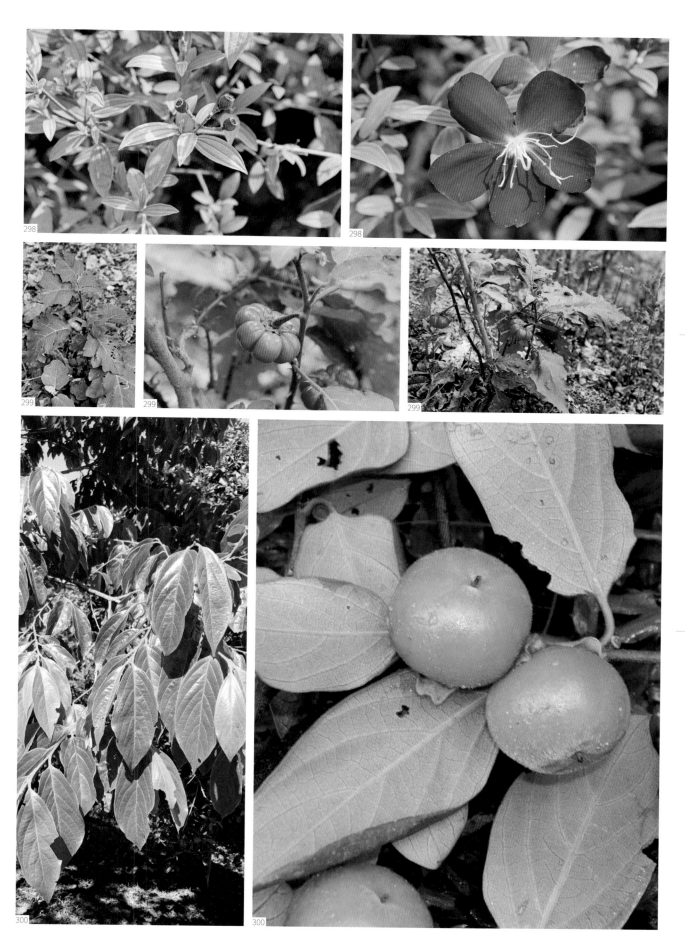

中文名

野茼蒿
Crassocephalum crepidioides

俗名：草命菜

菊科 Compositae

傣名（音译）：帕芽命

（pa-ya-ming）

傣文名：ᩈᩣ ᩉᩣᩴ ᩶ᩉ᩠ᩅ᩵ᩭ

描述

功能：健脾消肿，清热解毒，行气利尿。

基源及主治：全草，水煎服，用于感冒发热、痢疾、肠炎、尿路感染、营养不良性水肿、乳腺炎等；捣烂外敷或煎水洗，用于烫伤、皮肤瘙痒等。

中文名

叶下珠
Phyllanthus urinaria

俗名：叶后珠、珠仔草

大戟科 Euphorbiaceae

傣名（音译）：芽海巴

（ya-hai-ba）

傣文名：ᩮᩀᩣᩴ ᩉᩢ᩠ᩅᩣ ᩢᩣ

描述

功能：清火解毒，除风止痒，涩肠止泻。

基源及主治：全草，水煎服，用于腹痛腹泻、赤白下痢；水煎洗，用于皮肤瘙痒、麻疹、疥癣、湿疹；捣汁外擦，用于缠腰火丹。

中文名

夜花
Nyctanthes arbor-tristis

木犀科 Oleaceae

傣名（音译）：沙板嘎

（sha-ban-ga）

傣文名：ᩈ ᩉ᩠ᩃᩢᩭ ᨠᩣ

描述

功能：祛风除湿，利水消肿，通气止痛。

基源及主治：茎、叶水煎洗，用于风寒湿痹证、肢体关节酸痛、肢体屈伸不利；叶水煎服并煎水洗，用于水肿、产后恶露不尽。

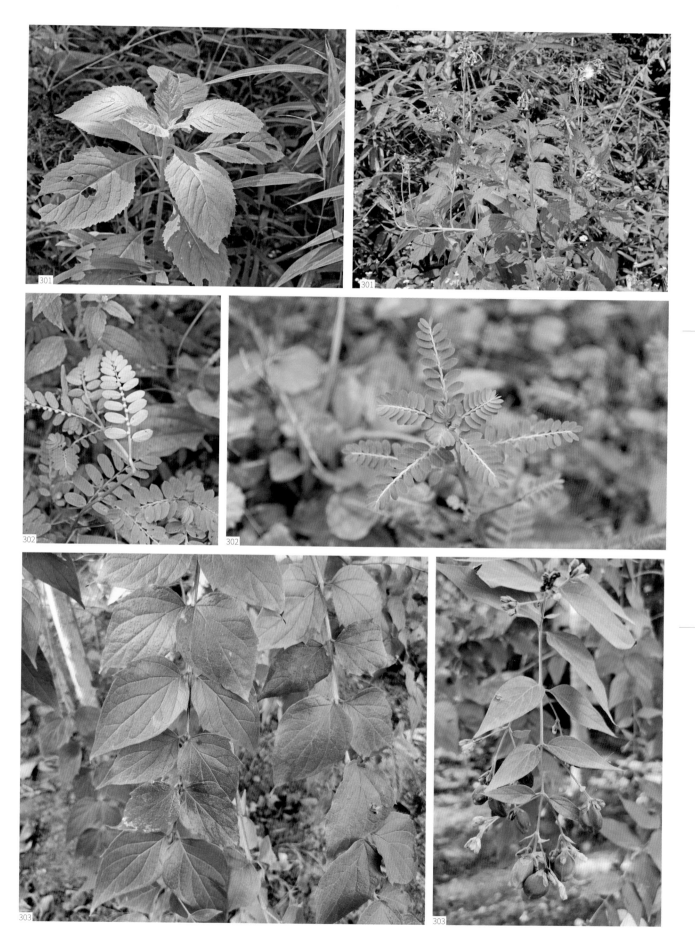

中文名

一把伞南星
Arisaema erubescens

俗名：天南星、虎掌南星

天南星科 Araceae

傣名（音译）：弯干庄

　　（wang-gan-zhuang）

傣文名：ဝၬၗ ၈ၗ ၒၖၵၵ

描述

　　功能：解毒消肿，祛风除湿，化痰散结。

　　基源及主治：块茎水煎服，用于顽痰咳嗽、癫痫、惊风、破伤风；全株捣烂外敷，用于蛇虫咬伤。

中文名

薏苡
Coix lacryma-jobi

俗名：芦谷、薏仁米

禾本科 Gramineae

傣名（音译）：累牛

　　（lei-niu）

傣文名：ၷၞၜ ၵၜၦၵ

描述

　　功能：清火解毒，利水消肿，化石排石。

　　基源及主治：根水煎服，用于血淋、肺热咳嗽、痰多、胆汁病、水肿病、尿急、尿频、尿痛、尿夹沙石等；叶水煎服，暖胃、补气血；种子水煎服，用于阑尾炎、风湿疼痛、肢体麻痹、腰脊酸痛。

中文名

翼齿六棱菊
Laggera pterodonta

俗名：臭灵丹

菊科 Compositae

傣名（音译）：糯妞

　　（nuo-niu）

傣文名：ၯၷၗ ၷၞ

描述

　　功能：清火解毒，止咳平喘，消肿排脓，通气止痛。

　　基源及主治：根、叶水煎服，用于咽喉肿痛、感冒咳嗽、哮喘、腹内痉挛剧痛；叶捣烂加酒炒热外敷，用于腮腺炎、颌下淋巴结肿痛、疔疮痈疖脓肿、颈项酸痛。

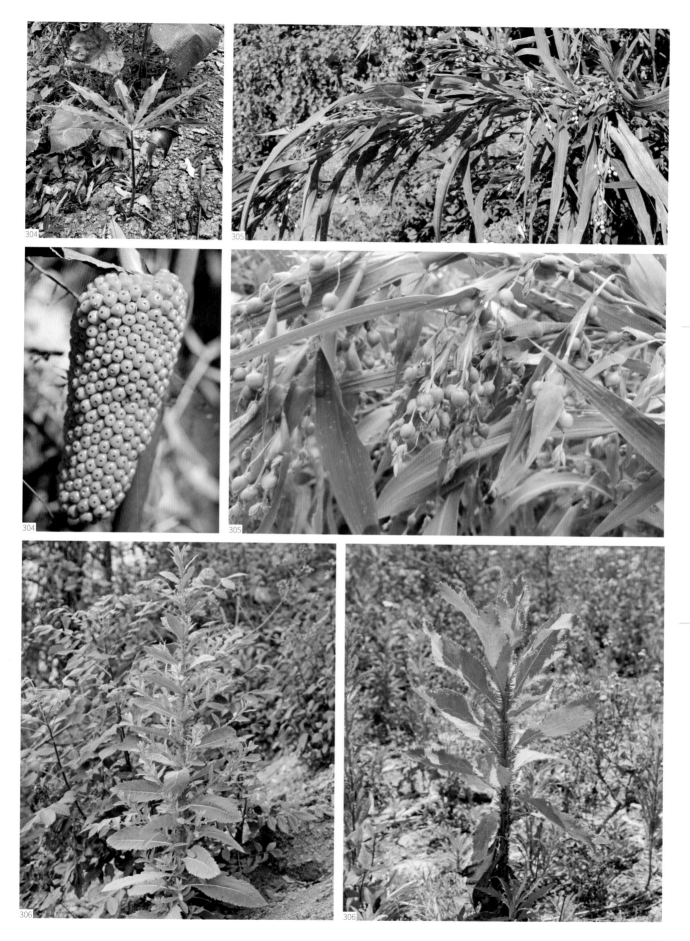

304

305

304

305

306

306

中文名

楹树
Albizia chinensis

俗名：下颌树

豆科 Leguminosae

傣名（音译）：锅埋杆

（guo-mai-gan）

傣文名：ကచ်ဖြေလဘရှ

描述

功能： 收敛止泻，利水消肿，镇痛安神。

基源及主治： 茎皮捣烂外敷，用于刀伤、止血、疮疡溃烂不收口等；茎皮水煎服，用于痢疾、肠炎、腹泻等。

中文名

雍菜
Ipomoea aquatica

俗名：空心菜、通菜

旋花科 Convolvulaceae

傣名（音译）：帕崩争

（pa-beng-zheng）

傣文名：ဆၢ ပၥဖွေ လဘိန္

描述

功能： 清热利湿，凉血止血。

基源及主治： 茎、叶捣汁大量灌服，能急救解毒；全株捣汁，配以蜂蜜调服，用于肺热咳血、尿血；茎、叶捣烂，敷肚脐部，用于便秘和小便不利。

中文名

疣柄磨芋
Amorphophallus virosus

俗名：鸡爪芋、南芋

天南星科 Araceae

傣名（音译）：波莱

（bo-lai）

傣文名：ပၥ လဘု

描述

功能： 祛风除湿，消肿止痛。

基源及主治： 块茎水煎服，用于高血压、高血脂、跌打损伤、风湿关节痛等。

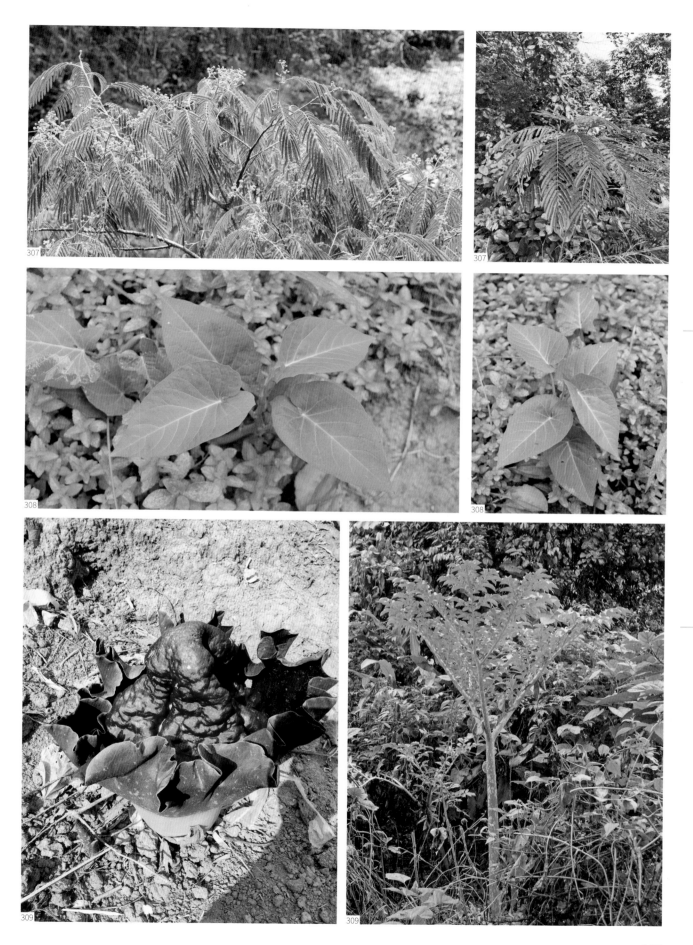

柚木
Tectona grandis

俗名：紫柚木、血树

马鞭草科 Verbenaceae

傣名（音译）：埋沙

（mai-sha）

傣文名：ǝgɛ ɔɔŋ

功能：祛风通血，消肿止痛，解毒止痒。

基源及主治：心材水煎服或泡酒内服、外搽，用于风寒湿痹证、肢体关节酸痛、屈伸不利、跌打损伤；叶煎水洗，用于过敏性皮炎、皮肤瘙痒、斑疹、疥癣、湿疹。

余甘子
Phyllanthus emblica

俗名：橄榄果、油甘子

大戟科 Euphorbiaceae

傣名（音译）：麻夯棒

（ma-hang-bang）

傣文名：ɯɔɔŋ ɡɔɥ ɟaɟɛ

功能：清火解毒，止咳化痰，涩肠止泻，敛疮生肌，除风止痒。

基源及主治：茎皮水煎服，用于腹泻呈水样、红白痢疾、黄疸病；叶煎汤外洗，用于各种皮肤瘙痒症、湿疹、风疹、痱子、疥癣等；果嚼碎含服或煎汤含漱，用于咽喉肿痛、咳嗽、口舌生疮。传统洗药疗法常使用。

羽萼木
Colebrookea oppositifolia

俗名：羽萼、黑羊巴巴

唇形科 Labiatae

傣名（音译）：芽化水顿

（ya-hua-shui-dun）

傣文名：ɟɔɛɡɔɔŋɓɥ

功能：除风散寒，活血化瘀，消肿止痛，续筋接骨。

基源及主治：叶捣烂加酒炒热外敷，用于风寒湿痹证、肢体关节肿痛、屈伸不利；叶捣烂加猪油、淘米水加热外敷，用于跌打损伤，骨折等。

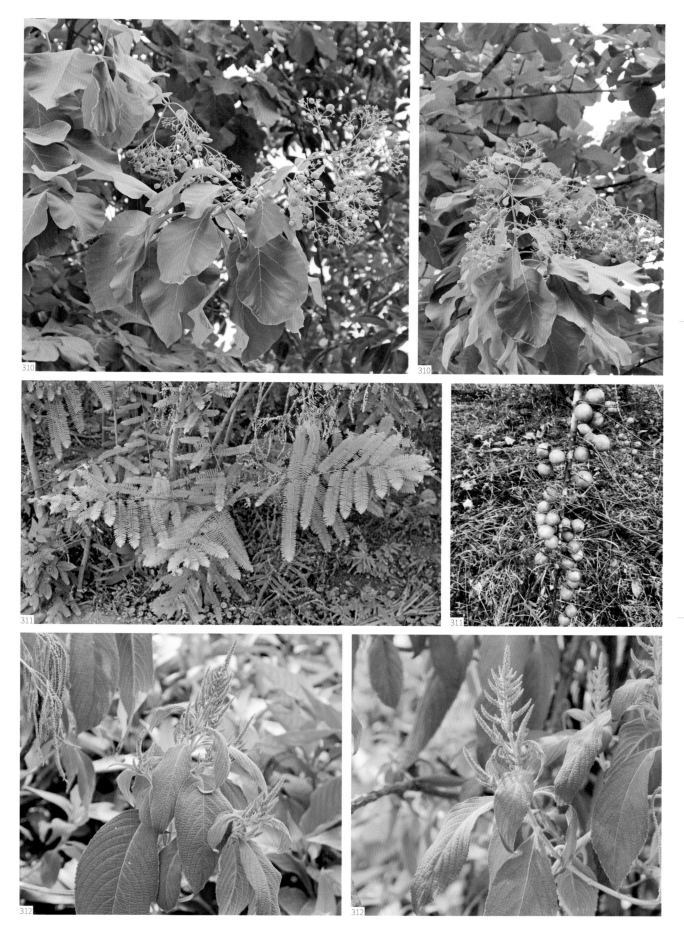

310

310

311

311

312

312

中文名

羽叶金合欢
Acacia pennata

俗名：臭菜
豆科 Leguminosae
傣名（音译）：帕腊
（pa-la）
傣文名：ᥛᥣᥝᥪ

描述

功能：清火解毒，消肿止痛，敛疮收口，祛风除湿。

基源及主治：叶捣烂加红糖拌匀外敷，用于腮腺炎、额下淋巴结肿痛、乳痈；叶捣烂加酒炒热外敷，用于风寒湿痹证、肢体关节酸痛、屈伸不利；嫩果荚捣烂外敷，用于疔疮痈疖脓肿。传统包药疗法常使用。

中文名

玉蜀黍
Zea mays

俗名：玉米、包谷
禾本科 Gramineae
傣名（音译）：尖号龙
（jian-hao-long）
傣文名：ᥞᥣᥝᥤᥳ ᥒᥥᥱ ᥘᥩᥒᥣ

描述

功能：清火解毒，消肿止痛。

基源及主治：果序穗轴水煎服，用于咽喉肿痛、口舌生疮、眼目红肿、目赤肿痛。

中文名

玉叶金花
Mussaenda pubescens

俗名：白蝴蝶、白叶子
茜草科 Rubiaceae
傣名（音译）：嘎波嘿
（ga-bo-hei）
傣文名：ᥖᥣᥢᥩᥰᥩᥙ

描述

功能：清热解毒，消肿利水，舒筋活络。

基源及主治：根水煎服，用于急性肠胃炎、水肿腹胀、湿热小便不利、风湿骨痛、咽喉炎、支气管炎、扁桃体炎；茎叶捣烂外敷，用于跌打损伤、疮疡肿毒、腰骨酸痛、痈肿。

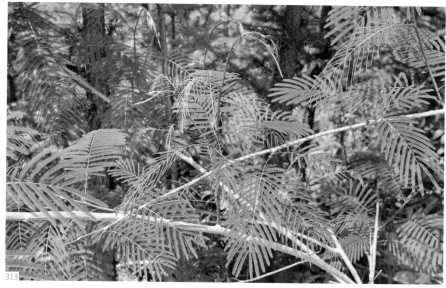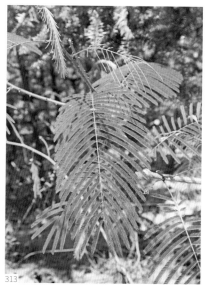

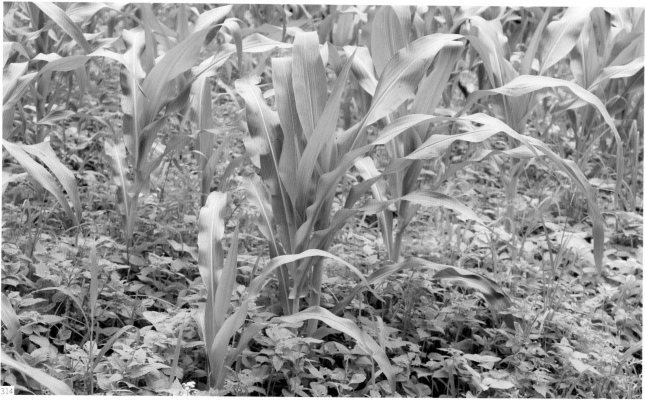

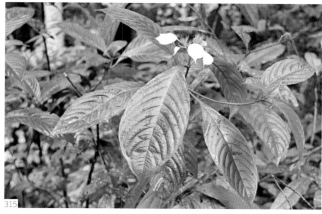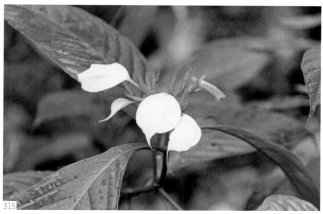

| 中文名 | 描述 |

鸢尾
Iris tectorum

俗名：扁竹兰、蓝蝴蝶

鸢尾科 Iridaceae

傣名（音译）：扎芽竹毫

（zha-ya-zhu-hao）

傣文名：ၐၐၸၣၸၵၢၕၵၢၕ

功能：活血祛瘀，祛风利湿，解毒消肿。

基源及主治：根水煎服，用于关节炎、跌打损伤、风湿疼痛、咽喉肿痛、食积腹胀、疟疾、肝炎等症；叶、根捣烂外敷，用于痈疖肿毒、外伤出血。

| 中文名 | 描述 |

芫荽
Coriandrum sativum

俗名：香菜

伞形科 Umbellieferae

傣名（音译）：帕板

（pa-ban）

傣文名：ɛɛၢ ၟႆၗ

功能：发汗透疹，健胃消食，祛寒解毒。

基源及主治：全草水煎服，用于疹不透、脾胃虚寒、胃脘冷痛、消化不良；全草捣烂外敷，用于疮疡溃烂不愈；种子烤熟后研末开水冲服，用于夜间视物不清。传统熏蒸疗法常使用。

| 中文名 | 描述 |

越南万年青
Aglaonema tenuipes

俗名：大千年健、观音莲

天南星科 Araceae

傣名（音译）：鸣囡

（wu-nuai）

傣文名：ၐၣၐၵၢႆၕ

功能：祛风散寒，活血化瘀，消肿止痛。

基源及主治：茎、叶捣烂加盐炒热外敷，用于跌打损伤、风湿关节痛、肢体关节红肿热痛、屈伸不利。

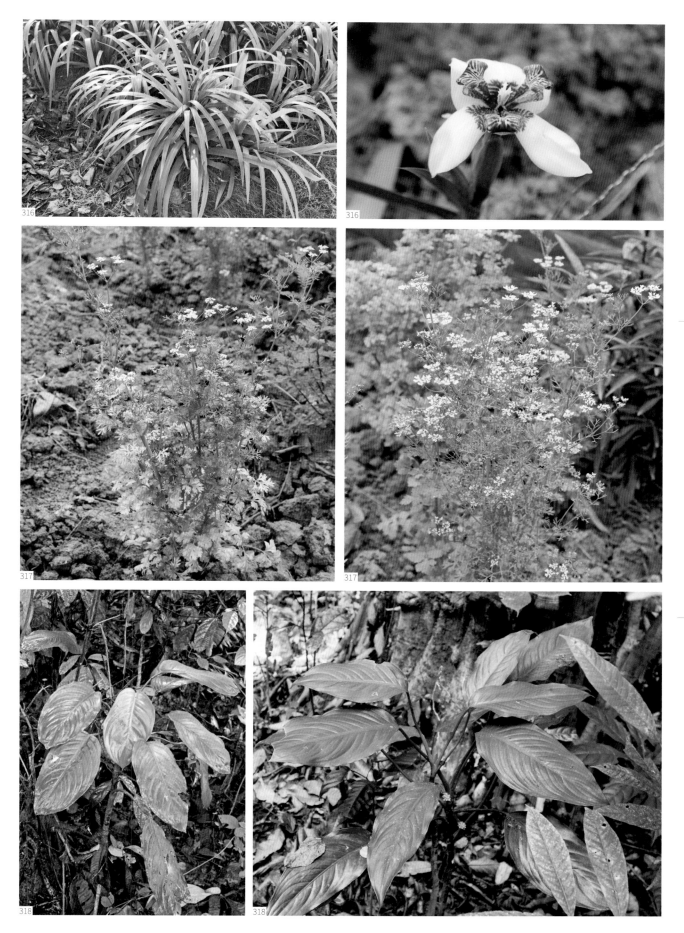

中文名

云木香
Saussurea costus

俗名：广木香、青木香
菊科 Compositae
傣名（音译）：板荒
（ban-huang）
傣文名：ဘၤ လႅၯ

描述

功能：行气止痛，温中和胃。

基源及主治：根水煎服，用于脘腹胀痛、便秘难下、不思饮食、淤肿疼痛、呕吐、泄泻、痢疾；根捣烂外敷颈部，用于头晕头痛。

中文名

云南斑籽木
Baliospermum effusum

俗名：薇籽、散薇籽
大戟科 Euphorbiaceae
傣名（音译）：抱端滇
（bao-duan-dian）
傣文名：ပၢ ၉ၭၿ ၯၯတၠၢ

描述

功能：祛风除湿，续筋接骨，消肿止痛。

基源及主治：叶捣烂配酒炒热外敷，用于风湿骨痛、跌打损伤、骨折；根或茎皮水煎服，用于胃脘胀痛、胸肋疼痛、蛔虫。

中文名

云南草蔻
Alpinia blepharocalyx

俗名：小草蔻、草豆蔻
姜科 Zingiberaceae
傣名（音译）：贺嘎龙
（he-ga-long）
傣文名：ၭၢၐၜ ၯၟၕ ၜၮၠၡ

描述

功能：暖胃健脾，驱寒祛风。

基源及主治：种子水煎服，用于寒湿阴滞脾胃、脘腹胀满疼痛、呕吐、泄泻等。

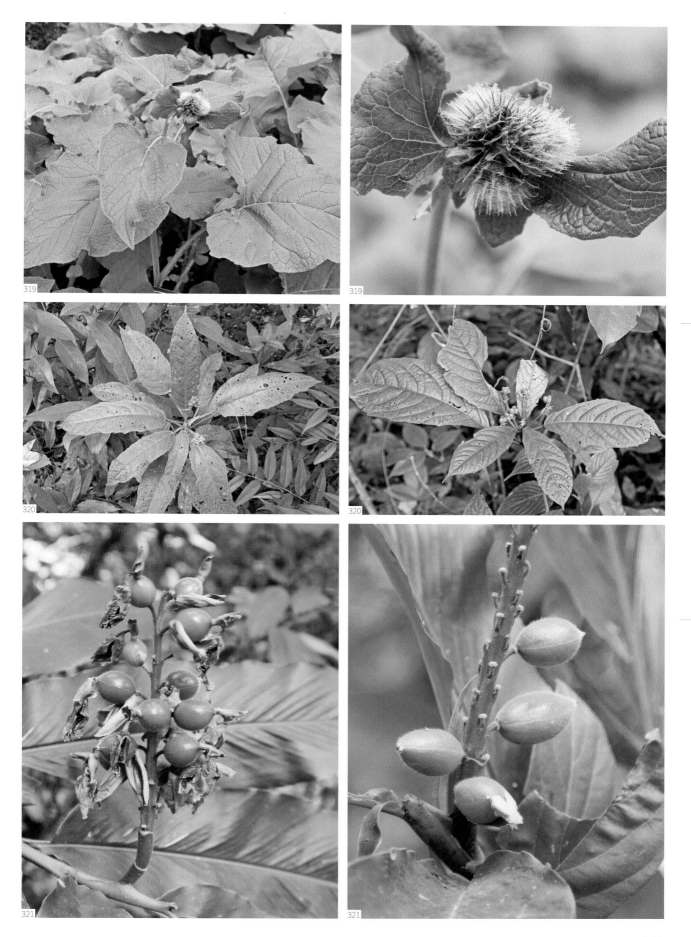

中文名

云南沉香
Aquilaria yunnanensis

俗名：土沉香、白木香

瑞香科 Thymelezceae

傣名（音译）：尖慌

（jian-huang）

傣文名：ဏဏၵၵ တၵၵၵ

描述

功能：养心安神，健胃消食，理气止痛，降逆止呕。

基源及主治：果实外种皮晒干泡酒内服，用于胃溃疡和其它胃痛病症；含有树脂的心材水煎服，用于心悸、心慌、失眠、气喘、腹痛、脾肾虚、便秘等。

中文名

云南楤木
Aralia thomsonii

俗名：刺苞菜

五加科 Araliaceae

傣名（音译）：当盖

（dang-gai）

傣文名：တၵၵၵ ၵၵၵ

描述

功能：清火解毒，消肿止痛，利水退黄，健胃消食。

基源及主治：根水煎服，用于咽喉肿痛、咳嗽、黄疸、腹中热盛、恶心呕吐、不思饮食。

中文名

云南萝芙木
Rauvolfia yunnanensis

俗名：大叶矮坨坨、勒毒

夹竹桃科 Apocynaceae

傣名（音译）：锅麻三端龙

（guo-ma-san-duan-long）

傣文名：ကၵ ၵၵၵၵ တၵၵ ၵၵၵ

描述

功能：清火解毒，祛风除湿，消肿止痛。

基源及主治：根水煎服，用于高血压、头痛失眠、感冒发热、癫痫、肝炎、胆囊炎、咽喉肿痛；根捣烂外敷，用于风湿骨痛、跌打损伤、毒蛇咬伤。

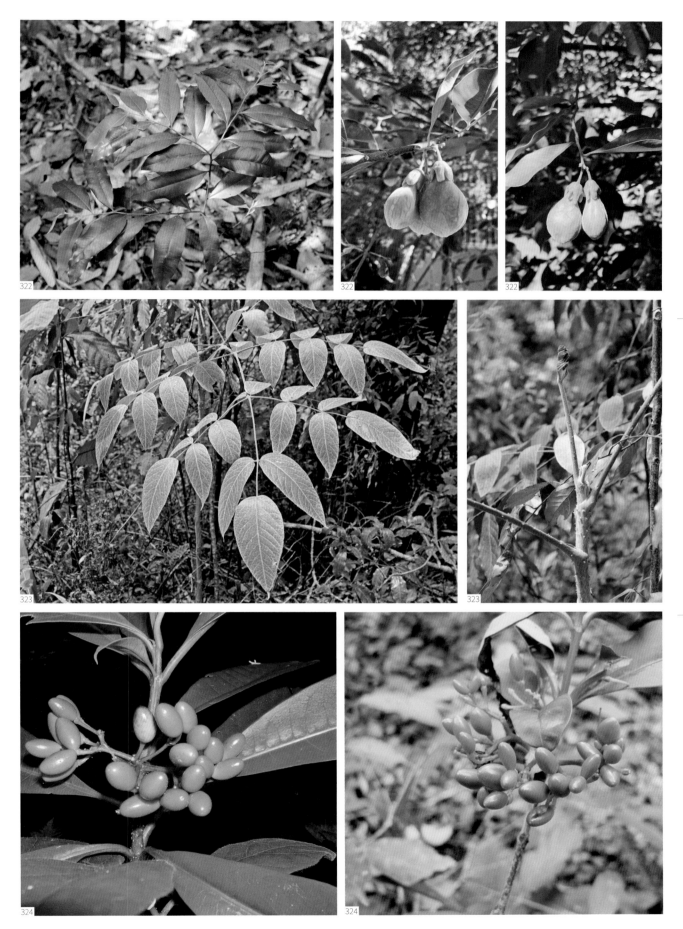

中文名

云南肉豆蔻
Myristica yunnanensis

肉豆蔻科 Myristicaceae
傣名（音译）：锅麻尖
（guo-ma-jian）
傣文名：ოε ლჳ ᲝᲝᲔჂ

描述

功能：健胃消食，镇心安神，通气止痛。

基源及主治：种仁水煎服，用于脘腹胀痛、消化不良、胸闷、胸痛、恶心呕吐、心慌心悸、乏力。

中文名

云南石梓
Gmelina arborea

俗名：甄子木、滇石梓
马鞭草科 Verbenaceae
傣名（音译）：埋索
（mai-suo）
傣文名：ᲔᲔ ᎴᲔᲔ

描述

功能：清火解毒，除风止痒。

基源及主治：茎皮水煎服，用于咽喉肿痛、咳嗽；叶水煎服，用于脱肛；茎叶捣烂外敷，用于骨折、黄水疮、烫伤；茎皮、叶水煎洗，用于麻疹、风疹、水痘、痱子、疥癣及湿疹出现的皮肤瘙痒。

中文名

云南无忧花
Saraca griffithiana

俗名：缅无忧花、无忧花
豆科 Leguminosae
傣名（音译）：罗林宰
（luo-lin-zai）
傣文名：ვᲔᲔᲔ Ო3ᲔᲣ ᲝᲔ

描述

功能：祛风除湿，消肿止痛。

基源及主治：茎皮水煎服或泡酒内服，用于风湿骨痛、风寒湿痹证、肢体关节肿痛、屈伸不利、跌打损伤；叶捣烂加酒炒热外敷，用于跌打肿痛、骨折。

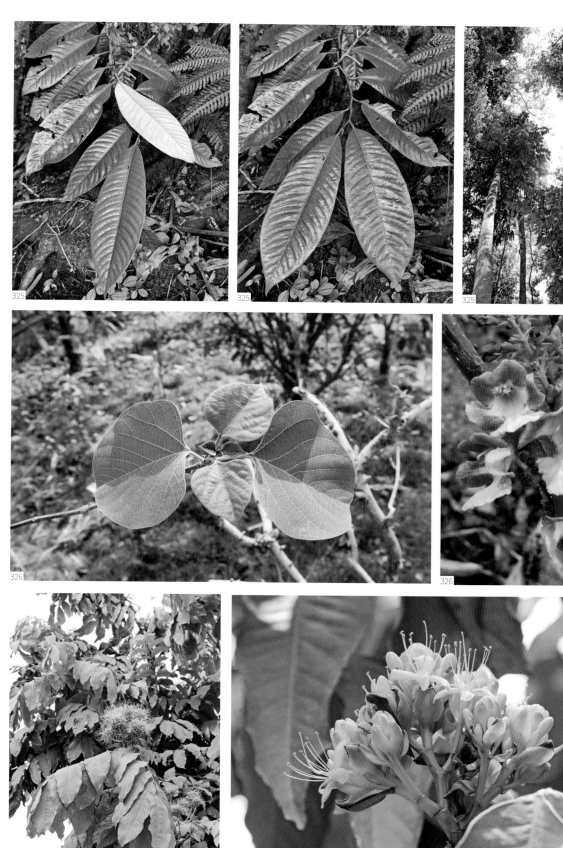

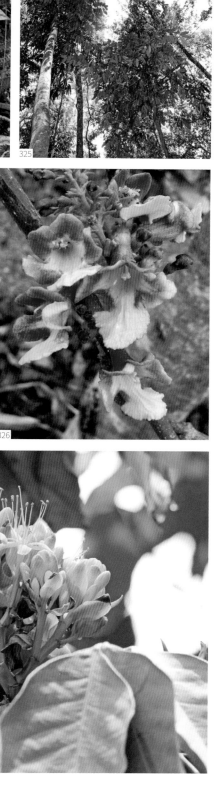

云南栘衣
Docynia delavayi

俗名：酸多衣、桃姨
蔷薇科 Rosaceae
傣名（音译）：锅过缅
（guo-guo-mian）
傣文名：ဘ့ၢ ၮၒ ၮၺၨ

功能：清热解毒，收敛用于疮，消肿止痛。

基源及主治：茎皮或果皮熬膏外敷，用于烧伤、烫伤；茎皮或叶捣烂外敷，用于跌打损伤、骨折、风湿骨痛；茎皮煎汤外洗，用于疔疮肿毒、湿疹麻疹；果水煎服，用于败血症。传统洗药疗法、坐药疗法常使用。

樟叶木防己
Cocculus laurifolius

俗名：大乌药
防己科 Menispermaceae
傣名（音译）：三比贺
（san-bi-he）
傣文名：သၢၵ ၀ိ δၨၵ

功能：祛风止痛，通气活血。

基源及主治：根水煎服，用于头痛、疝痛、腹痛、胃痛、风湿腿痛等。

桢桐
Clerodendrum japonicum

俗名：红花臭牡丹、红苞花
马鞭草科 Verbenaceae
傣名（音译）：宾亮
（bin-liang）
傣文名：ၕၘၵၢၵ ၮၣၯ

功能：清火解毒，凉血止血，通乳下乳，调经止痛，强筋壮骨。

基源及主治：根水煎服，用于月经不调、月经量多、小便热涩疼痛、尿血、腹胀腹痛、下痢红白、四肢乏力、腰膝冷痛；叶切碎捣烂炒热，坐于药上，用于脱宫、脱肛。传统熏蒸疗法、坐药疗法常使用。

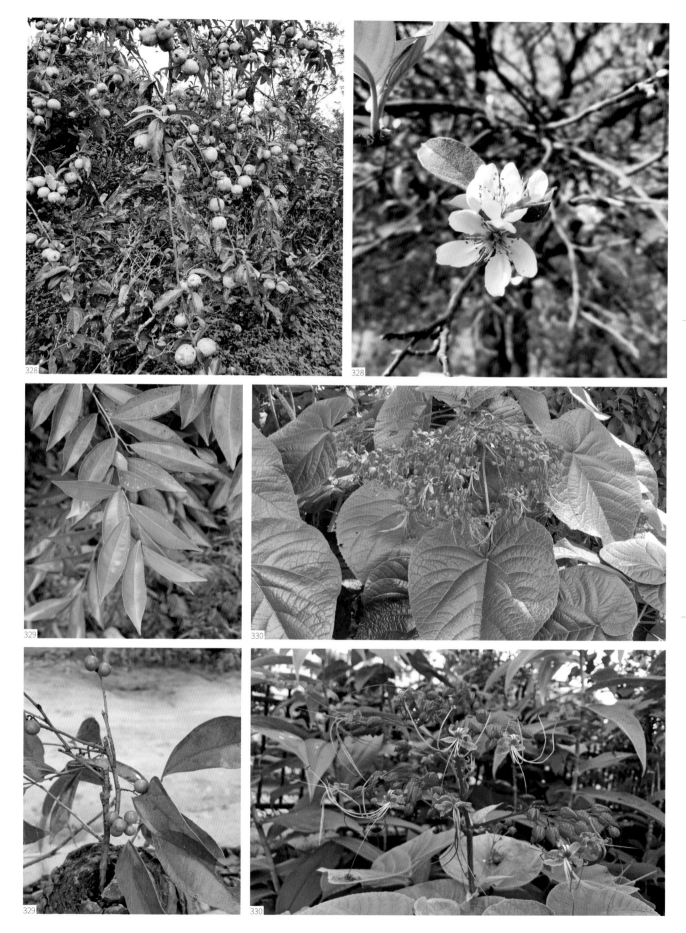

中文名

栀子
Gardenia jasminoides

俗名：水横枝、白蟾花

茜草科 Rubiaceae

傣名（音译）：罗双龙

（luo-shuang-long）

傣文名：ᥐᥣᥴ ᥓᥪᥰᥒ ᥘᥩᥒᥣ

功能：清热利湿，凉血解毒，消肿止痛。

基源及主治：根水煎服，用于传染性肝炎、跌打损伤、风火牙痛；果水煎服，用于热病高烧、心烦不眠、实火牙痛、口舌生疮、眼结膜炎、疮疡肿毒、黄疸型传染性肝炎、尿血等；果捣烂外敷，用于外伤出血、扭挫伤。

中文名

中华青牛胆
Tinospora sinensis

俗名：大接筋藤、大松身

防己科 Menispermaceae

傣名（音译）：嘿呼罗

（hei-hu-luo）

傣文名：ᥒᥪᥱ ᥓᥩ ᥘᥨᥴ

功能：利水消肿，除风止痛，通气活血。

基源及主治：根、藤茎水煎服，用于感冒、痢疾、月经不调、风湿筋骨痛、腰肌劳损、跌打损伤、坐骨神经痛等；藤茎捣烂外敷，用于风湿疼痛、跌打、骨折、蛇狗咬伤。传统包药疗法、拖擦药物疗法常使用。

中文名

中平树
Macaranga denticulata

俗名：血桐、包饭木

大戟科 Euphorbiaceae

傣名（音译）：埋冬

（mai-dong）

傣文名：ᥙᥦᥰ ᥖᥩᥒᥣ

功能：行气止痛，清热利湿。

基源及主治：根水煎服，用于胃脘疼痛、胸胁胀痛、湿热黄疸、湿疹、阴肿阴痒等。

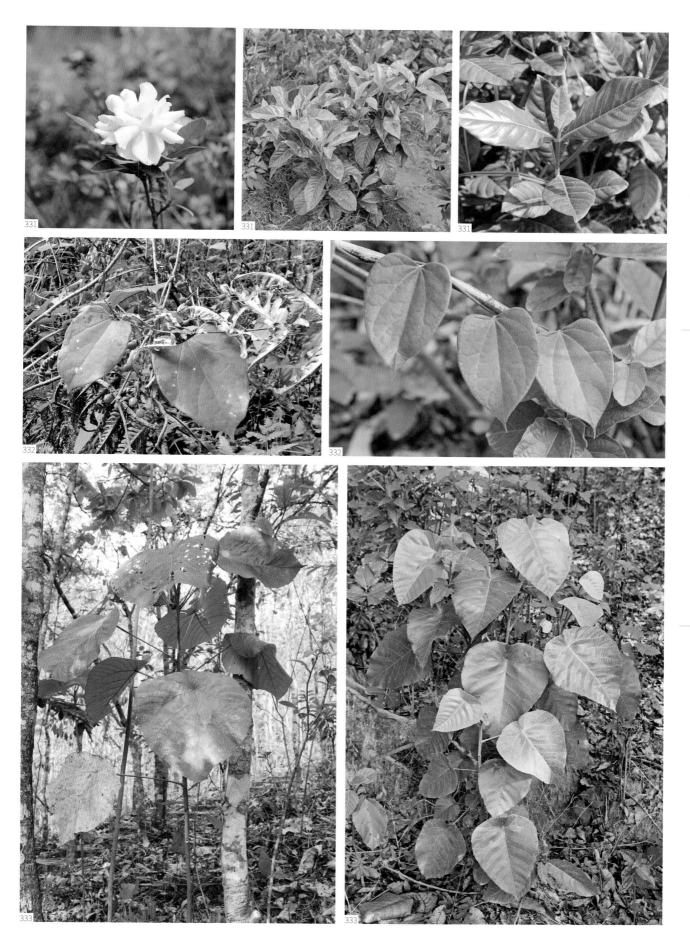

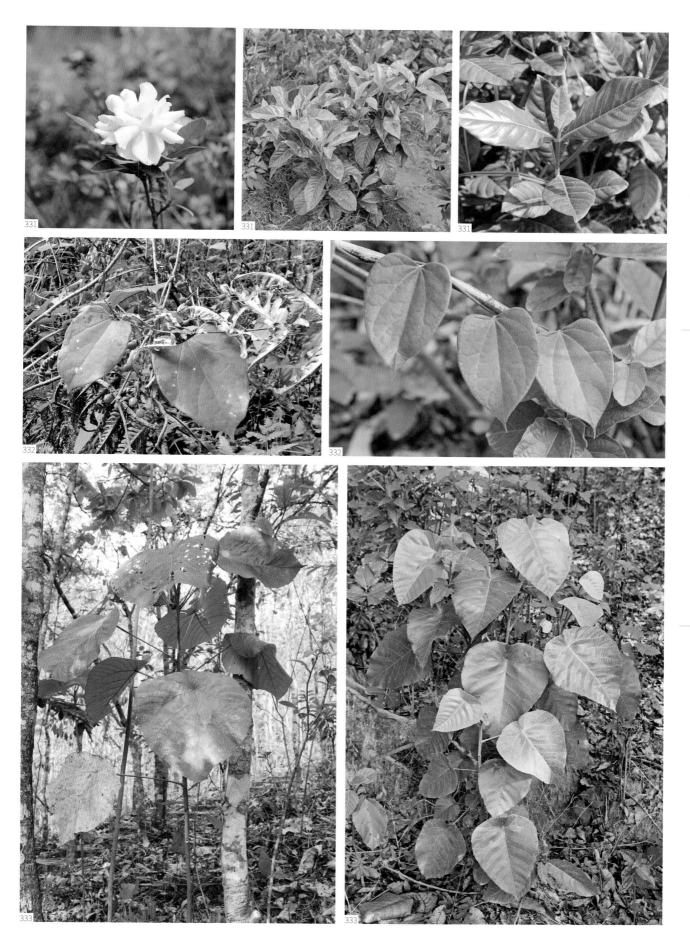

中文名

柊叶
Phrynium capitatum

俗名：大粽子叶、骨头生叶

竹芋科 Marantaceae

傣名（音译）：锅冬金

（guo-dong-jin）

傣文名：ကၠ တႏၧ ၹႅၧ

描述

功能： 清热利尿，消肿止痛。

基源及主治： 根茎水煎服，用于肝肿大、痢疾、赤尿；叶水煎服，用于音哑、咽喉肿痛、口腔溃疡、解酒毒等。

中文名

肿柄菊
Tithonia diversifolia

俗名：老兵花、何贵菊

菊科 Compositae

傣名（音译）：扎罗晚歪

（zha-luo-wan-wai）

傣文名：ၥၥၔ ၨႄႃၢ ၀ၢ ႃၩႃၢၣ

描述

功能： 清火解毒，消炎止痛。

基源及主治： 根、叶水煎服，用于急慢性肝炎、B型肝炎、黄疸、膀胱炎、青春痘、痈肿毒疮、糖尿病等。

中文名

重阳木
Bischofia polycarpa

俗名：酸台树、鼻涕果

大戟科 Euphorbiaceae

傣名（音译）：埋发

（mai-fa）

傣文名：ႏၥၔ ၮႃၨ

描述

功能： 祛风除湿，化瘀消积。

基源及主治： 根水煎服，用于红白痢疾；叶水煎服，用于膈食反胃；茎皮、叶捣烂外敷，用于风湿筋骨痛、腰肌劳损、痈疽无名肿毒。

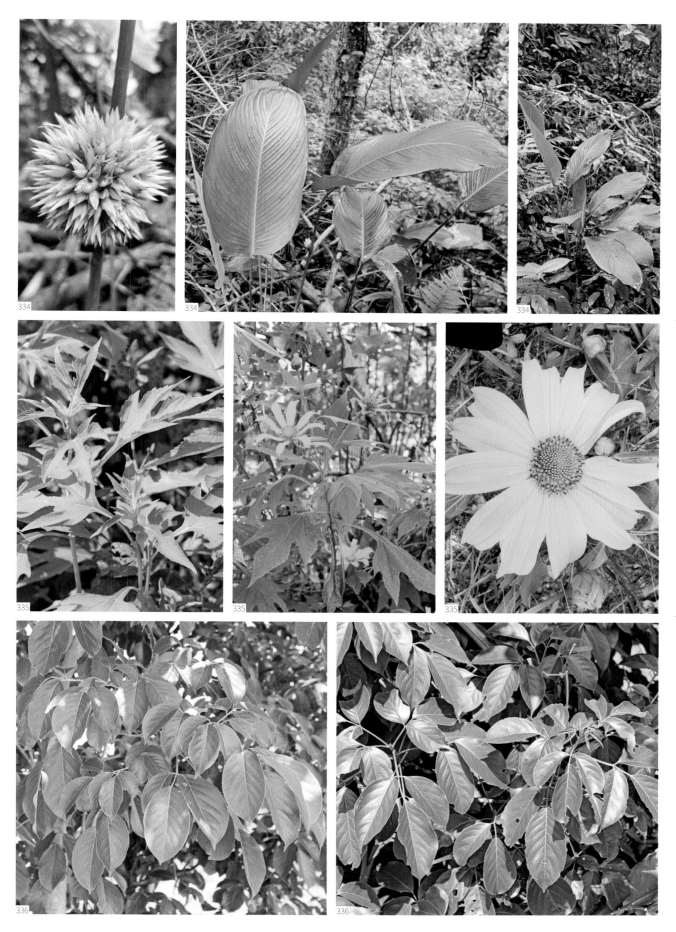

中文名

朱蕉
Cordyline fruticosa

俗名：红叶铁树、朱竹

百合科 Liliaceae

傣名（音译）：芽竹麻

（ya-zhu-ma）

傣文名：ᦵᦺᦱᦶᦠᦲ

描述

功能：清火解毒，凉血止血，散淤消肿。

基源及主治：根、叶水煎服，用于便血、鼻出血、跌打淤肿、皮下出血；叶捣烂外敷，用于刀伤出血。

中文名

朱槿
Hibiscus rosa-sinensis

俗名：锦叶扶桑、扶桑、佛桑

锦葵科 Malvaceae

傣名（音译）：锅罗埋亮

（guo-luo-mai-liang）

傣文名：ᦞᦱ ᦵᦟᦻᦵᦺᦰ ᦵᦺᦠ ᦵᦱᦳᦺᦰ

描述

功能：补血调经，收涩止泻，利水退黄。

基源及主治：根水煎服，用于腹痛腹泻、赤白下痢、吐血血崩、月经不调、不孕症、黄疸；叶捣烂外敷，用于腮腺炎。

中文名

朱砂根
Ardisia crenata

俗名：大罗伞、金玉满堂

紫金牛科 Myrsinaceae

傣名（音译）：沙皮虎龙

（sha-pi-hu-long）

傣文名：ᦉ ᦕᦲ ᦠᦳ ᦟᦳᦀᦺᦰ ᦰᦳᦶᦱᦳ ᦺᦰ

描述

功能：清热解毒，消肿止痛。

基源及主治：根水煎服，用于咽喉肿痛、上呼吸道感染、扁桃体炎、白喉、毒蛇咬伤；叶捣烂，调酒外敷，用于无名肿痛、跌打损伤。

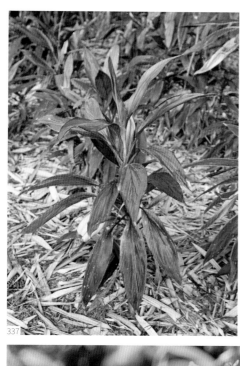

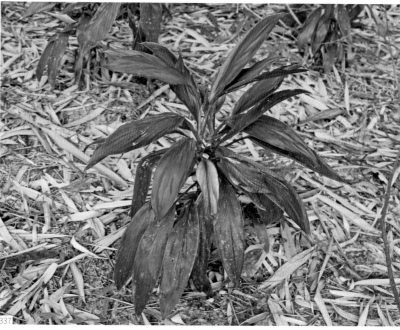

337

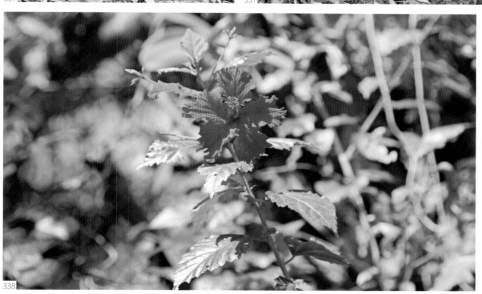

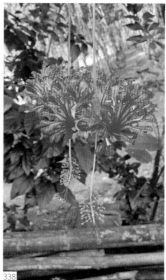

338

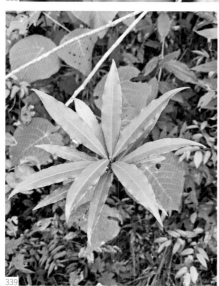

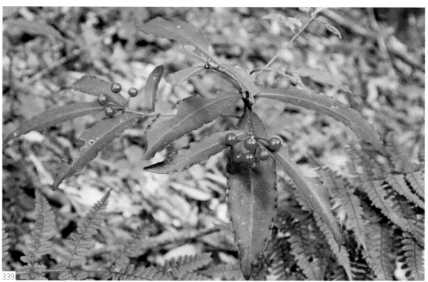

339

227

中文名

竹节树
Carallia brachiata

俗名：斑鸠屎果、山竹梨

红树科Rhizophoraceae

傣名（音译）：麻嘎糯

（ma-ga-nuo）

傣文名：ဟျၢၵ် ဧၢ၊ ၉ၠၢ

描述

功能：清火解毒，生肌敛疮。

基源及主治：茎皮水煎洗，用于湿疹、麻疹、风疹、皮肤瘙痒；茎皮、叶捣烂外敷，用于疔疮脓肿、烧伤、烫伤等。

中文名

竹叶花椒
Zanthoxylum armatum

俗名：野花椒、花胡椒

芸香科 Rutaceae

傣名（音译）：锅干

（guo-gan）

傣文名：ကၢ ၀ၢၠၢ၊

描述

功能：消火解毒，除风止痒，健胃消食。

基源及主治：茎皮水煎服，用于心腹冷痛、不思饮食、黄疸；茎皮煎水外洗，用于湿疹瘙痒、带状疱疹；叶捣烂加淘米水、猪油外搽，用于黄水疮、皮肤红疹瘙痒。

中文名

竹叶兰
Arundina graminifolia

俗名：百样解、芦苇兰

兰科 Orchidaceae

傣名（音译）：文尚海

（wen-shang-hai）

傣文名：၉ၢၢၠၤ သၢၵၢၤ ၈ၢၠ

描述

功能：调补气血，清火解毒，利湿退黄。

基源及主治：全草水煎服，用于食物、药物及各种中毒引起的恶心呕吐、腹痛腹泻、头晕目眩，妇女产后气血两虚所导致头晕头痛、周身乏力、形体消瘦，肝炎、膀胱炎、胃痛、尿路感染等；球茎捣烂外敷，用于跌打损伤、风湿疼痛。

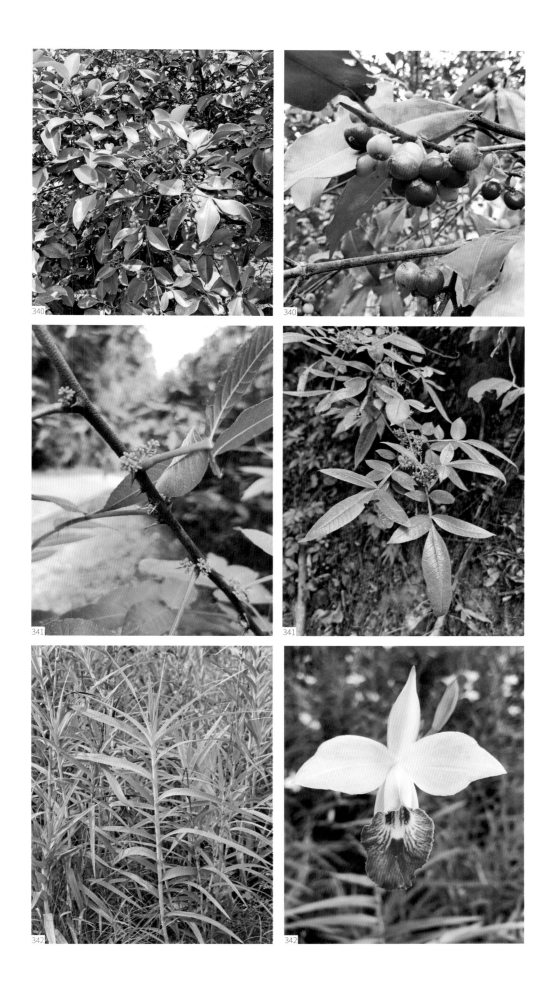

343

中文名

苎叶蒟

Piper boehmeriaefolium

俗名： 大肠风、大疙瘩叶

胡椒科 Piperaceae

傣名（音译）： 芽帅养

（ya-shuai-yang）

傣文名： [illegible]

描述

功能： 除风止痛，活血散瘀，续筋接骨。

基源及主治： 全株，水煎服，用于体虚畏寒、咽喉炎、胃寒、经痛、闭经、腹胀、腹痛、风寒感冒；泡酒内服，用于风寒湿痹证、肢体关节酸痛、屈伸不利、体弱多病、肢体麻木；捣烂外敷，用于风湿骨痛、跌打损伤。

344

中文名

锥序南蛇藤

Celastrus paniculatus

俗名： 红果藤、灯油果

卫矛科 Celastraceae

傣名（音译）： 嘿麻电

（hei-ma-dian）

傣文名： [illegible]

描述

功能： 清火解毒，消肿止痛，止咳化痰，收敛止泻。

基源及主治： 根、藤茎，水煎服，用于咳嗽痰多、咽喉肿痛、腹痛腹泻、下痢红白、小便热涩疼痛、风湿痹证；捣烂外敷，用于跌打损伤、淤肿疼痛、手足顽癣。

345

中文名

紫茉莉

Mirabilis jalapa

俗名： 粉葛根、胭脂花

紫茉莉科 Nyctaginaceae

傣名（音译）： 罗外亮

（luo-wai-liang）

傣文名： [illegible]

描述

功能： 清火解毒，消肿止痛，收敛止泻。

基源及主治： 根水煎服，用于热淋、急性关节炎、腮腺炎、颌下淋巴结肿痛、腹痛腹泻、赤白下痢；根捣汁外擦，用于扁桃体炎。

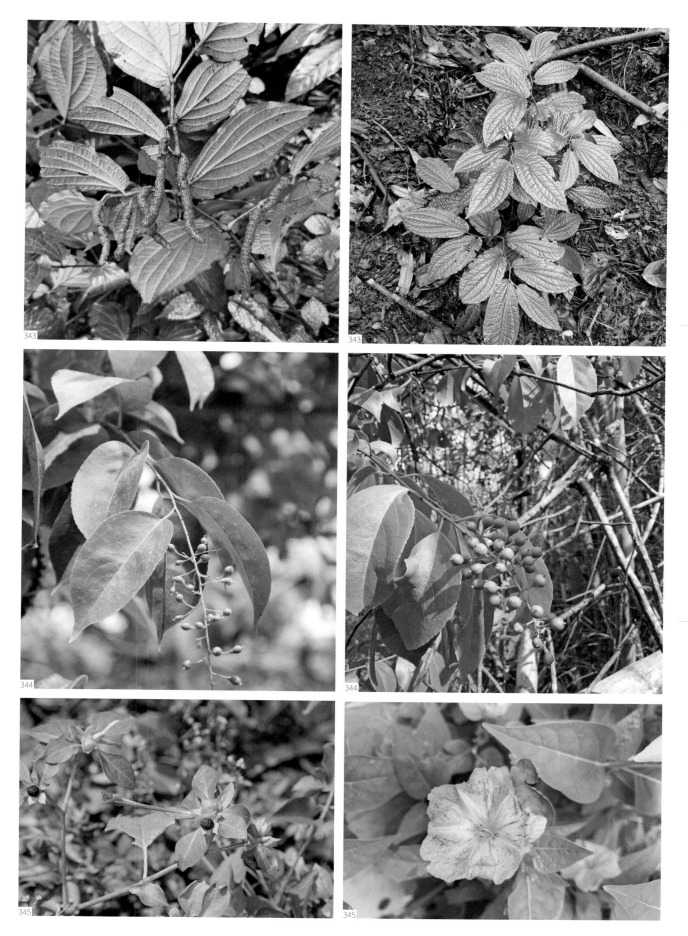

中文名

紫色姜
Zingiber purpureum

俗名：紫姜

姜科 Zingiberaceae

傣名（音译）：补累

（bu-lei）

傣文名：ᨷᦳᧃᦟᦱᧁ

描述

功能：健胃消食，清火解毒，活血止痛，行气破淤，除风止痒。

基源及主治：块茎，水煎服，用于腹泻、腹痛、胃痛、食积胀满、肝脾肿大、食滞发呕等；捣烂外敷，用于肢体、关节红肿热痛。传统拖擦药物疗法常使用。

中文名

紫苏
Perilla frutescens

俗名：香苏、野藿麻

唇形科 Labiatae

傣名（音译）：扎阿亮

（zha-a-liang）

傣文名：ᨧᦱ ᦆᦱ ᦟᦱᧁ

描述

功能：除风解毒，止咳化痰，消肿止痛。

基源及主治：根、叶水煎服，用于腹内痉挛绞痛、风寒感冒、咳嗽、胸腹胀满、恶心呕吐、咽喉肿痛、发热等；叶捣烂外敷，用于风寒湿痹证、肢体关节酸痛、屈伸不利。

中文名

紫芋
Colocasia tonoimo

俗名：紫杆芋、野芋子

天南星科 Araceae

傣名（音译）：锅汪杆亮

（guo-wang-gan-liang）

傣文名：ᦷᦂ ᧅᦞᦱᧂ ᦟᦱᧁ

描述

功能：祛风除湿，消肿止痛。

基源及主治：块茎烧熟，与家畜肉炖食，用于瘰症、无名肿毒、风寒湿痹证、肢体关节酸痛；鲜叶捣烂外敷，用于荨麻疹、疔疮、口疮、烧烫伤。

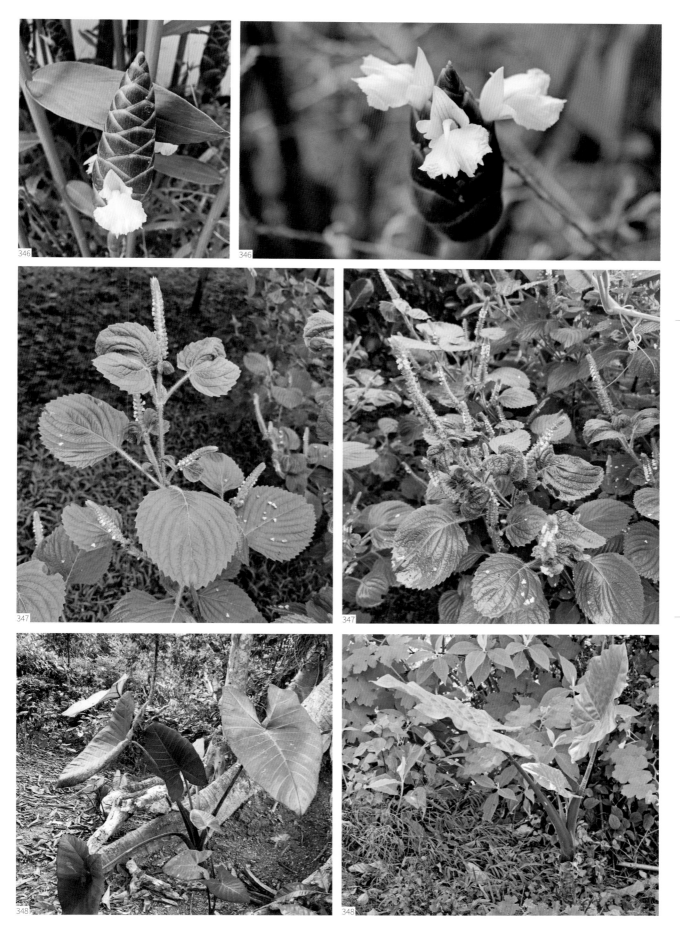

中文名

棕叶芦
Thysanolaena maxima

俗名：扫把苗、粽巴叶

禾本科 Gramineae

傣名（音译）：锅迁优

（guo-qian-you）

傣文名：ᩃᩬᩱᨦ ᩡᩩ

描述

功能：清火解毒，利疸退黄，利湿止带。

基源及主治：根或嫩笋水煎服，用于肺气壅塞、止咳、疟疾、胸脘痞闷、神疲体倦。根水煎服，用于不思饮食、体质虚弱多病无力、高血压、头晕头痛；根、笋与家禽炖食，妇女带下量多、恶臭、痛经、闭经等。

中文名

酢浆草
Oxalis corniculata

俗名：酸浆草、红花三叶草

酢浆草科 Oxalidaceae

傣名（音译）：贺宋香嘎

（he-song-xiang-ga）

傣文名：ᩈᩩᨾᩬ ᩃᩣᩈᩣ ᨠ

描述

功能：清火解毒，凉血消肿，解痉止痛。

基源及主治：全草，水煎服，用于咽喉肿痛、牙痛、湿热黄疸、尿淋、麻疹、疟疾、小便热涩疼痛、腹泻腹痛；捣烂外敷，用于烫伤、跌打损伤、肢体关节疼痛、风寒湿痹证、肢体屈伸不利。

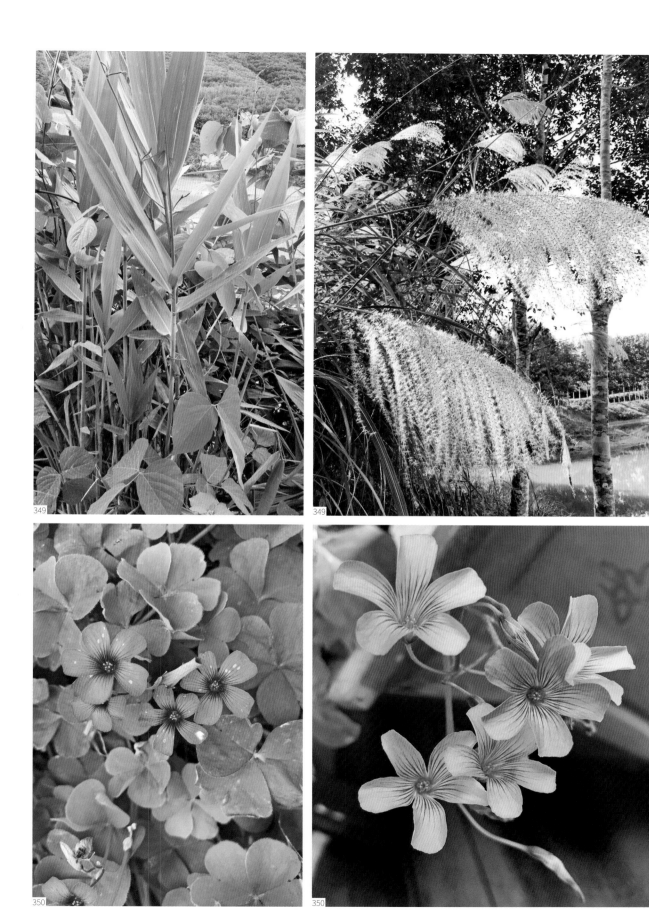

中文名索引

A

矮龙血树 *Dracaena terniflora*   002
艾蒿 *Artemisia argyi*   002
艾纳香 *Blumea balsamifera*   002

B

拔毒散 *Sida szechuensis*   004
白鹤灵芝 *Rhinacanthus nasutus*   004
白花丹 *Plumbago zeylanica*   004
白花酸藤子 *Embelia ribes*   006
白花洋紫荆 *Bauhinia variegata*   006
白芨 *Bletilla striata*   006
白兰花 *Michelia alba*   008
白簕 *Acanthopanax trifoliatus*   008
白香薷 *Elsholtzia winitiana*   008
斑果藤 *Stixis suaveolens*   010
斑茅 *Saccharum arundinaceum*   010
板蓝 *Strobilanthes cusia*   010
版纳省藤 *Calamus nambariensis*   012
包疮叶 *Maesa indica*   012
薄荷 *Mentha haplocalyx*   012
报春石斛 *Dendrobium primulinum*   014
贝叶棕 *Corypha umbraculifera*   014
笔管草 *Equisetum ramosissimum*   014
闭鞘姜 *Costus speciosus*   016
荜拔 *Piper longum*   016
蓖麻 *Ricinus communis*   016
槟榔青 *Spondias pinnata*   018
冰糖草 *Scoparia dulcis*   018
波叶青牛胆 *Tinospora crispa*   018

菠萝蜜 *Artocarpus heterophyllus*   020

C

苍白称钩风 *Diploclisia glaucescens*   020
草棉 *Gossypium herbaceum*   020
柴桂 *Cinnamomum tamala*   022
潺槁木姜子 *Litsea glutinosa*   022
翅荚决明 *Cassia alata*   022
臭茉莉 *Clerodendrum philippinum*   024
臭牡丹 *Clerodendrum bungei*   024
川楝 *Melia toosendan*   024
穿鞘菝葜 *Smilax perfoliata*   026
穿心莲 *Andrographis paniculata*   026
垂序商陆 *Phytolacca americana*   026
刺芹 *Eryngium foetidum*   028
刺天茄 *Solanum indicum*   028
刺通草 *Trevesia palmata*   028
刺苋 *Amaranthus spinosus*   030
刺芋 *Lasia spinosa*   030
葱 *Allium fistulosum*   030
粗糠柴 *Mallotus philippensis*   032
粗叶木 *Lasianthus chinensis*   032
粗叶榕 *Ficus hirta*   032

D

大百部 *Stemona tuberosa*   036
大胡椒 *Pothomorphe subpeltata*   036
大叶斑鸠菊 *Vernonia volkameriifolia*   038
大叶茶 *Camellia sinensis*   038
大叶钩藤 *Uncaria macrophylla*   038
大叶火筒树 *Leea macrophylla*   040

中文名索引

大叶木兰 *Magnolia rostrata* 　 040

大叶千斤拔 *Flemingia macrophylla* 　 040

大叶藤黄 *Garcinia xanthochymus* 　 042

大叶仙茅 *Curculigo capitulata* 　 042

大猪屎豆 *Crotalaria assamica* 　 042

大籽筋骨草 *Ajuga macrosperma* 　 044

当归藤 *Embelia parviflora* 　 044

倒心盾翅藤 *Aspidopterys obcordata* 　 044

地不容 *Stephania epigaea* 　 046

地桃花 *Urena lobata* 　 046

地涌金莲 *Musella lasiocarpa* 　 046

滇南美登木 *Maytenus austroyunnanensis* 　 048

滇南天门冬 *Asparagus subscandens* 　 048

滇重楼 *Paris polyphylla* 　 048

定心藤 *Mappianthus iodoides* 　 050

兜唇石斛 *Dendrobium aphyllum* 　 050

杜茎山 *Maesa japonica* 　 050

短柄苹婆 *Sterculia brevissima* 　 052

对叶榕 *Ficus hispida* 　 052

钝叶桂 *Cinnamomum bejolghota* 　 052

多花山壳骨 *Pseuderanthemum polyanthum* 　 054

E

莪术 *Curcuma zedoaria* 　 054

鹅掌柴 *Schefflera octophylla* 　 054

鳄嘴花 *Clinacanthus nutans* 　 056

儿茶 *Acacia catechu* 　 056

F

番木瓜 *Carica papaya* 　 056

番石榴 *Psidium guajava* 　 058

飞龙掌血 *Toddalia asiatica* 　 058

飞扬草 *Euphorbia hirta* 　 058

凤梨 *Ananas comosus* 　 060

凤仙花 *Impatiens balsamina* 　 060

佛肚树 *Jatropha podagrica* 　 060

G

狗牙花 *Ervatamia divaricata* 　 062

构树 *Broussonetia papyrifera* 　 062

古钩藤 *Cryptolepis buchananii* 　 062

鼓槌石斛 *Dendrobium chrysotoxum* 　 064

光叶巴豆 *Croton laevigatus* 　 064

光叶子花 *Bougainvillea glabra* 　 064

H

海红豆 *Adenanthera pavonina* 　 066

海芋 *Alocasia macrorrhiza* 　 066

含羞草 *Mimosa pudica* 　 066

含羞云实 *Caesalpinia mimosoides* 　 068

合果木 *Paramichelia baillonii* 　 068

荷包山桂花 *Polygala arillata* 　 068

黑黄檀 *Dalbergia fusca* 　 070

黑面神 *Breynia fruticosa* 　 070

黑叶小驳骨 *Justicia ventricosa* 　 070

红椿 *Toona ciliata* 　 072

红豆蔻 *Alpinia galanga* 　 072

红毛玉叶金花 *Mussaenda hossei* 　 072

红木 *Bixa orellana* 　 074

红木荷 *Schima Reinw* 　 074

红丝线 *Lycianthes biflora* 　 074

猴耳环 *Archidendron clypearia* 　 076

中文名索引

葫芦茶 *Tadehagi triquetrum* 076

虎尾兰 *Sansevieria trifasciata* 076

虎杖 *Reynoutria japonica* 078

黄花胡椒 *Piper flaviflorum* 078

黄花假杜鹃 *Barleria prionitis* 078

黄花稔 *Sida acuta* 080

黄木巴戟 *Morinda angustifolia* 080

黄樟 *Cinnamomum porrectum* 080

幌伞枫 *Heteropanax fragrans* 082

茴香 *Foeniculum vulgare* 082

火烧花 *Mayodendron igneum* 082

火焰花 *Phlogacanthus curviflorus* 084

藿香蓟 *Ageratum conyzoides* 084

J

鸡蛋花 *Plumeria rubra* 084

鸡冠花 *Celosia cristata* 086

鸡嗉子榕 *Ficus semicordata* 086

积雪草 *Centella asiatica* 086

家麻树 *Sterculia pexa* 088

嘉兰 *Gloriosa superba* 088

假黄皮 *Clausena excavata* 088

假蒟 *Piper sarmentosum* 090

假苹婆 *Sterculia lanceolata* 090

假鹊肾树 *Streblus indicus* 090

假山龙眼 *Heliciopsis henryi* 092

假烟叶树 *Solanum verbascifolium* 092

尖尾芋 *Alocasia cucullata* 092

柬埔寨龙血树 *Dracaena cochinchinensis* 094

箭毒木 *Antiaris toxicaria* 094

箭根薯 *Tacca chantrieri* 094

姜 *Zingiber officinale* 096

姜花 *Hedychium coronarium* 096

姜黄 *Curcuma longa* 096

浆果乌桕 *Balakata baccata* 098

降香黄檀 *Dalbergia odorifera* 098

绞股蓝 *Gynostemma pentaphyllum* 098

接骨草 *Sambucus chinensis* 100

节鞭山姜 *Alpinia conchigera* 100

羯布罗香 *Dipterocarpus turbinatus* 100

金刚纂 *Euphorbia neriifolia* 102

金花果 *Dioscorea cirrhosa* 102

金毛狗 *Cibotium barometz* 102

金荞麦 *Fagopyrum dibotrys* 104

金粟兰 *Chloranthus spicatus* 104

九翅豆蔻 *Amomum maximum* 104

橘 *Citrus reticulata* 106

聚果榕 *Ficus racemosa* 106

决明 *Cassia tora* 106

K

苦绳 *Dregea sinensis* 108

阔叶十大功劳 *Mahonia bealei* 108

L

腊肠树 *Cassia fistula* 108

蓝花草 *Ruellia brittoniana* 110

了哥王 *Wikstroemia indica* 110

鳢肠 *Eclipta prostrata* 110

镰叶西番莲 *Passiflora wilsonii* 112

龙舌兰 *Agave americana* 112

芦荟 *Aloe vera* 112

中文名索引

卵叶巴豆 *Croton caudatus* 114

卵叶蜘蛛抱蛋 *Aspidistra typica* 114

罗勒 *Ocimum basilicum* 114

萝芙木 *Rauvolfia verticillata* 116

落地生根 *Bryophyllum pinnatum* 116

落葵 *Basella alba* 116

M

麻风树 *Jatropha curcas* 118

马齿苋 *Portulaca oleracea* 118

马缨丹 *Lantana camara* 118

芒萁 *Dicranopteris pedata* 120

毛车藤 *Amalocalyx yunnanensis* 120

毛九节 *Psychotria pilifera* 120

毛杨梅 *Myrica esculenta* 122

密花胡颓子 *Elaeagnus conferta* 122

木本曼陀罗 *Datura arborea* 122

木豆 *Cajanus cajan* 124

木芙蓉 *Hibiscus mutabilis* 124

木蝴蝶 *Oroxylum indicum* 124

木棉 *Bombax malabaricum* 126

木奶果 *Baccaurea ramiflora* 126

木薯 *Manihot esculenta* 126

木紫珠 *Callicarpa arborea* 128

N

南瓜 *Cucurbita moschata* 128

南山藤 *Dregea volubilis* 128

尼泊尔桤木 *Alnus nepalensis* 130

尼泊尔水东哥 *Saurauia napaulensis* 130

柠檬 *Citrus limon* 130

柠檬草 *Cymbopogon citratus* 132

牛筋草 *Eleusine indica* 132

纽子果 *Ardisia virens* 132

糯稻 *Oryza sativa* 134

糯米团 *Gonostegia hirta* 134

糯米香 *Semnostachya menglaensis* 134

P

排钱草 *Phyllodium pulchellum* 136

披针观音座莲 *Angiopteris magna* 136

破布叶 *Microcos paniculata* 136

菩提树 *Ficus religiosa* 138

Q

麒麟叶 *Epipremnum pinnatum* 138

千年健 *Homalomena occulta* 138

茜草 *Rubia cordifolia* 140

青藤仔 *Jasminum nervosum* 140

青葙子 *Celosia argentea* 140

球兰 *Hoya carnosa* 142

鹊肾树 *Streblus asper* 142

R

忍冬 *Lonicera japonica* 142

绒毛番龙眼 *Pometia tomentosa* 144

绒毛紫薇 *Lagerstroemia tomentosa* 144

S

三对节 *Clerodendrum serratum* 144

三开瓢 *Adenia cardiophylla* 146

中文名索引

三桠苦 *Evodia lepta* 146
三叶鬼针草 *Bidens pilosa* 146
三叶蔓荆 *Vitex trifolia* 148
桑 *Morus alba* 148
山黄麻 *Trema tomentosa* 148
山鸡椒 *Litsea cubeba* 150
山菅兰 *Dianella ensifolia* 150
山牡荆 *Vitex quinata* 150
山牵牛 *Thunbergia grandiflora* 152
山小橘 *Glycosmis pentaphylla* 152
山芝麻 *Helicteres angustifolia* 152
珊瑚树 *Viburnum odoratissimum* 154
扇叶铁线蕨 *Adiantum flabellulatum* 154
少花龙葵 *Solanum photeinocarpum* 154
射干 *Belamcanda chinensis* 156
深绿山龙眼 *Helicia nilagirica* 156
肾茶 *Clerodendranthus spicatus* 156
肾叶山蚂蝗 *Desmodium renifolium* 158
十字崖爬藤 *Tetrastigma cruciatum* 158
石菖蒲 *Acorus tatarinowii* 158
石松 *Lycopodium japonicum* 160
守宫木 *Sauropus androgynus* 160
树头菜 *Crateva unilocularis* 160
水蓼 *Polygonum hydropiper* 162
水茄 *Solanum torvum* 162
四棱豆 *Psophocarpus tetragonolobus* 162
苏木 *Caesalpinia sappan* 164
酸豆 *Tamarindus indica* 164

T

泰国大风子 *Hydnocarpus anthelmintica* 164

唐菖蒲 *Gladiolus gandavensis* 166
糖胶树 *Alstonia scholaris* 166
螳螂跌打 *Pothos scandens* 166
桃 *Amygdalus persica* 168
藤漆 *Pegia nitida* 168
天仙藤 *Fibraurea recisa* 168
铁刀木 *Cassia siamea* 170
铁海棠 *Euphorbia milii* 170
铁力木 *Mesua ferrea* 170
通光散 *Marsdenia tenacissima* 172
铜锤玉带草 *Lobelia angulata* 172
土连翘 *Hymenodictyon flaccidum* 172
团花 *Anthocephalus chinensis* 174

W

弯管花 *Chassalia curviflora* 174
望江南 *Senna occidentalis* 174
蒌叶 *Piper betle* 176
乌蔹莓 *Cayratia japonica* 176
无花果 *Ficus carica* 176

X

西番莲 *Passiflora coerulea* 178
西南猫尾木 *Dolichandrone stipulata* 178
西南山梗菜 *Lobelia sequinii* 178
西南文殊兰 *Crinum asiaticum* 180
锡兰肉桂 *Cinnamomum zeylanicum* 180
豨莶 *Siegesbeckia orientalis* 180
喜树 *Camptotheca acuminata* 182
细根菖蒲 *Acorus calamus* 182
虾子花 *Woodfordia fruticosa* 182

中文名索引

腺点油瓜 *Hodgsonia macrocarpa* 184

香花崖豆藤 *Millettia dielsiana* 184

香蓼 *Polygonum viscosum* 184

香露兜 *Pandanus amaryllifolius* 186

向日葵 *Helianthus annuus* 186

小驳骨 *Gendarussa vulgaris* 186

小车前 *Plantago erosa* 188

小红蒜 *Eleutherine plicata* 188

小叶眼树莲 *Dischidia minor* 188

斜叶榕 *Ficus tinctoria* 190

星毛金锦香 *Osbeckia stellata* 190

绣球防风 *Leucas ciliata* 190

须药藤 *Stelmatocrypton khasianum* 192

旋花茄 *Solanum spirale* 192

血苋 *Iresine herbstii* 192

Y

鸦胆子 *Brucea javanica* 194

鸭嘴花 *Adhatoda vasica* 194

崖姜 *Pseudodrynaria coronans* 194

盐肤木 *Rhus chinensis* 196

羊耳菊 *Inula cappa* 196

羊蹄 *Rumex japonicus* 196

阳桃 *Averrhoa carambola* 198

野姜 *Zingiber cammuner* 198

野蕉 *Musa balbisiana* 198

野牡丹 *Melastoma candidum* 200

野茄 *Solanum coagulans* 200

野柿 *Diospyros kaki* 200

野茼蒿 *Crassocephalum crepidioides* 202

叶下珠 *Phyllanthus urinaria* 202

夜花 *Nyctanthes arbor-tristis* 202

一把伞南星 *Arisaema erubescens* 204

薏苡 *Coix lacryma-jobi* 204

翼齿六棱菊 *Laggera pterodonta* 204

楹树 *Albizia chinensis* 206

蕹菜 *Ipomoea aquatica* 206

疣柄磨芋 *Amorphophallus virosus* 206

柚木 *Tectona grandis* 208

余甘子 *Phyllanthus emblica* 208

羽萼木 *Colebrookea oppositifolia* 208

羽叶金合欢 *Acacia pennata* 210

玉蜀黍 *Zea mays* 210

玉叶金花 *Mussaenda pubescens* 210

鸢尾 *Iris tectorum* 212

芫荽 *Coriandrum sativum* 212

越南万年青 *Aglaonema tenuipes* 212

云木香 *Saussurea costus* 214

云南斑籽木 *Baliospermum effusum* 214

云南草蔻 *Alpinia blepharocalyx* 214

云南沉香 *Aquilaria yunnanensis* 216

云南楤木 *Aralia thomsonii* 216

云南萝芙木 *Rauvolfia yunnanensis* 216

云南肉豆蔻 *Myristica yunnanensis* 218

云南石梓 *Gmelina arborea* 218

云南无忧花 *Saraca griffithiana* 218

云南移衣 *Docynia delavayi* 220

Z

樟叶木防己 *Cocculus laurifolius* 220

长柄山姜 *Alpinia kwangsiensis* 034

长春花 *Catharanthus roseus* 034

中文名索引

长管假茉莉 *Clerodendrum indicum* 034

长柱山丹 *Duperrea pavettaefolia* 036

桢桐 *Clerodendrum japonicum* 220

栀子 *Gardenia jasminoides* 222

中华青牛胆 *Tinospora sinensis* 222

中平树 *Macaranga denticulata* 222

柊叶 *Phrynium capitatum* 224

肿柄菊 *Tithonia diversifolia* 224

重阳木 *Bischofia polycarpa* 224

朱蕉 *Cordyline fruticosa* 226

朱槿 *Hibiscus rosa-sinensis* 226

朱砂根 *Ardisia crenata* 226

竹节树 *Carallia brachiata* 228

竹叶花椒 *Zanthoxylum armatum* 228

竹叶兰 *Arundina graminifolia* 228

苎叶蒟 *Piper boehmeriaefolium* 230

锥序南蛇藤 *Celastrus paniculatus* 230

紫茉莉 *Mirabilis jalapa* 230

紫色姜 *Zingiber purpureum* 232

紫苏 *Perilla frutescens* 232

紫芋 *Colocasia tonoimo* 232

棕叶芦 *Thysanolaena maxima* 234

酢浆草 *Oxalis corniculata* 234

拉丁学名索引

A

Acacia catechu	056
Acacia pennata	210
Acanthopanax trifoliatus	008
Acorus calamus	182
Acorus tatarinowii	158
Adenanthera pavonina	066
Adenia cardiophylla	146
Adhatoda vasica	194
Adiantum flabellulatum	154
Agave americana	112
Ageratum conyzoides	084
Aglaonema tenuipes	212
Ajuga macrosperma	044
Albizia chinensis	206
Allium fistulosum	030
Alnus nepalensis	130
Alocasia cucullata	092
Alocasia macrorrhiza	066
Aloe vera	112
Alpinia blepharocalyx	214
Alpinia conchigera	100
Alpinia galanga	072
Alpinia kwangsiensis	034
Alstonia scholaris	166
Amalocalyx yunnanensis	120
Amaranthus spinosus	030
Amomum maximum	104
Amorphophallus virosus	206
Amygdalus persica	168
Ananas comosus	060

Andrographis paniculata	026
Angiopteris magna	136
Anthocephalus chinensis	174
Antiaris toxicaria	094
Aquilaria yunnanensis	216
Aralia thomsonii	216
Archidendron clypearia	076
Ardisia virens	132
Arisaema erubescens	204
Artemisia argyi	002
Artocarpus heterophyllus	020
Asparagus subscandens	048
Aspidistra typica	114
Aspidopterys obcordata	044
Averrhoa carambola	198

B

Baccaurea ramiflora	126
Balakata baccata	098
Baliospermum effusum	214
Barleria prionitis	078
Basella alba	116
Bauhinia variegata	006
Belamcanda chinensis	156
Bidens pilosa	146
Bischofia polycarpa	224
Bixa orellana	074
Bletilla striata	006
Blumea balsamifera	002
Bombax malabaricum	126
Bougainvillea glabra	064
Breynia fruticosa	070

Broussonetia papyrifera	062
Brucea javanica	194
Bryophyllum pinnatum	116

C

Caesalpinia mimosoides	068
Caesalpinia sappan	164
Cajanus cajan	124
Calamus nambariensis	012
Callicarpa arborea	128
Camellia sinensis	038
Camptotheca acuminata	182
Carica papaya	056
Cassia alata	022
Cassia fistula	108
Cassia siamea	170
Cassia tora	106
Catharanthus roseus	034
Cayratia japonica	176
Celosia argentea	140
Celosia cristata	086
Centella asiatica	086
Chassalia curviflora	174
Chloranthus spicatus	104
Cibotium barometz	102
Cinnamomum bejolghota	052
Cinnamomum porrectum	080
Cinnamomum tamala	022
Cinnamomum zeylanicum	180
Citrus limon	130
Citrus reticulata	106
Clausena excavata	088

Clerodendranthus spicatus	156
Clerodendrum bungei	024
Clerodendrum indicum	034
Clerodendrum japonicum	220
Clerodendrum philippinum	024
Clerodendrum serratum	144
Clinacanthus nutans	056
Cocculus laurifolius	220
Coix lacryma-jobi	204
Colebrookea oppositifolia	208
Cordyline fruticosa	226
Coriandrum sativum	212
Corypha umbraculifera	014
Costus speciosus	016
Crassocephalum crepidioides	202
Crateva unilocularis	160
Crinum asiaticum	180
Crotalaria assamica	042
Croton caudatus	114
Croton laevigatus	064
Cryptolepis buchananii	062
Cucurbita moschata	128
Curculigo capitulata	042
Curcuma longa	096
Curcuma zedoaria	054
Cymbopogon citratus	132

D

Dalbergia fusca	070
Dalbergia odorifera	098
Datura arborea	122
Dendrobium aphyllum	050

Dendrobium chrysotoxum   064

Dendrobium primulinum   014

Desmodium renifolium   158

Dianella ensifolia   150

Dicranopteris pedata   120

Dioscorea cirrhosa   102

Diospyros kaki   200

Diploclisia glaucescens   020

Dipterocarpus turbinatus   100

Dischidia minor   188

Docynia delavayi   220

Dolichandrone stipulata   178

Dracaena cochinchinensis   094

Dracaena terniflora   002

Dregea sinensis   108

Dregea volubilis   128

Duperrea pavettaefolia   036

E

Eclipta prostrata   110

Elaeagnus conferta   122

Eleusine indica   132

Eleutherine plicata   188

Elsholtzia winitiana   008

Embelia parviflora   044

Embelia ribes   006

Epipremnum pinnatum   138

Equisetum ramosissimum   014

Ervatamia divaricata   062

Eryngium foetidum   028

Euphorbia hirta   058

Euphorbia milii   170

Euphorbia neriifolia   102

Evodia lepta   146

F

Fagopyrum dibotrys   104

Fibraurea recisa   168

Ficus carica   176

Ficus hirta   032

Ficus hispida   052

Ficus racemosa   106

Ficus religiosa   138

Ficus semicordata   086

Ficus tinctoria   190

Flemingia macrophylla   040

Foeniculum vulgare   082

G

Garcinia xanthochymus   042

Gardenia jasminoides   222

Gendarussa vulgaris   186

Gladiolus gandavensis   166

Gloriosa superba   088

Glycosmis pentaphylla   152

Gmelina arborea   218

Gonostegia hirta   134

Gossypium herbaceum   020

Gynostemma pentaphyllum   098

H

Hedychium coronarium   096

Helianthus annuus   186

Helicia nilagirica   156

拉丁学名索引

Heliciopsis henryi	092	*Litsea cubeba*	150
Helicteres angustifolia	152	*Litsea glutinosa*	022
Heteropanax fragrans	082	*Lobelia angulata*	172
Hibiscus mutabilis	124	*Lobelia sequinii*	178
Hibiscus rosa-sinensis	226	*Lonicera japonica*	142
Hodgsonia macrocarpa	184	*Lycianthes biflora*	074
Homalomena occulta	138	*Lycopodium japonicum*	160
Hoya carnosa	142		
Hydnocarpus anthelmintica	164		
Hymenodictyon flaccidum	172		

I

Impatiens balsamina	060	*Macaranga denticulata*	222
Inula cappa	196	*Maesa indica*	012
Ipomoea aquatica	206	*Maesa japonica*	050
Iresine herbstii	192	*Magnolia rostrata*	040
Iris tectorum	212	*Mahonia bealei*	108

M

J

Jasminum nervosum	140	*Mallotus philippensis*	032
Jatropha curcas	118	*Manihot esculenta*	126
Jatropha podagrica	060	*Mappianthus iodoides*	050
Justicia ventricosa	070	*Marsdenia tenacissima*	172
		Mayodendron igneum	082
		Maytenus austroyunnanensis	048

L

Lagerstroemia tomentosa	144	*Melastoma candidum*	200
Laggera pterodonta	204	*Melia toosendan*	024
Lantana camara	118	*Mentha haplocalyx*	012
Lasia spinosa	030	*Mesua ferrea*	170
Lasianthus chinensis	032	*Michelia alba*	008
Leea macrophylla	040	*Microcos paniculata*	136
Leucas ciliata	190	*Millettia dielsiana*	184
		Mimosa pudica	066
		Morinda angustifolia	080
		Morus alba	148
		Musa balbisiana	198
		Musella lasiocarpa	046
		Mussaenda hossei	072

Mussaenda pubescens	210	*Plumeria rubra*	084
Myrica esculenta	122	*Polygala arillata*	068
Myristica yunnanensis	218	*Polygonum hydropiper*	162
		Polygonum viscosum	184
N		*Pometia tomentosa*	144
		Portulaca oleracea	118
Nyctanthes arbor-tristis	202	*Pothomorphe subpeltata*	036
		Pothos scandens	166
O		*Pseuderanthemum polyanthum*	054
		Pseudodrynaria coronans	194
Ocimum basilicum	114	*Psidium guajava*	058
Oroxylum indicum	124	*Psophocarpus tetragonolobus*	162
Oryza sativa	134	*Psychotria pilifera*	120
Osbeckia stellata	190		
		R	
P			
		Rauvolfia verticillata	116
Pandanus amaryllifolius	186	*Rauvolfia yunnanensis*	216
Paramichelia baillonii	068	*Reynoutria japonica*	078
Paris polyphylla	048	*Rhinacanthus nasutus*	004
Passiflora coerulea	178	*Rhus chinensis*	196
Passiflora wilsonii	112	*Ricinus communis*	016
Pegia nitida	168	*Rubia cordifolia*	140
Phlogacanthus curviflorus	084	*Ruellia brittoniana*	110
Phrynium capitatum	224	*Rumex japonicus*	196
Phyllanthus emblica	208		
Phyllanthus urinaria	202	**S**	
Phyllodium pulchellum	136		
Phytolacca americana	026	*Saccharum arundinaceum*	010
Piper betle	176	*Sambucus chinensis*	100
Piper flaviflorum	078	*Sansevieria trifasciata*	076
Piper longum	016	*Saraca griffithiana*	218
Piper sarmentosum	090	*Saurauia napaulensis*	130
Plantago erosa	188	*Sauropus androgynus*	160
Plumbago zeylanica	004		

拉丁学名索引

Saussurea costus	214	*Tamarindus indica*	164
Schefflera octophylla	054	*Tectona grandis*	208
Schima Reinw	074	*Tetrastigma cruciatum*	158
Scoparia dulcis	018	*Thunbergia grandiflora*	152
Semnostachya menglaensis	134	*Tinospora crispa*	018
Senna occidentalis	174	*Tinospora sinensis*	222
Sida acuta	080	*Tithonia diversifolia*	224
Sida szechuensis	004	*Toddalia asiatica*	058
Siegesbeckia orientalis	180	*Toona ciliata*	072
Smilax perfoliata	026	*Trema tomentosa*	148
Solanum coagulans	200	*Trevesia palmata*	028
Solanum indicum	028		
Solanum photeinocarpum	154	**U**	
Solanum spirale	192		
Solanum torvum	162	*Uncaria macrophylla*	038
Solanum verbascifolium	092	*Urena lobata*	046
Spondias pinnata	018		
Stelmatocrypton khasianum	192	**V**	
Stemona tuberosa	036		
Stephania epigaea	046	*Vernonia volkameriifolia*	038
Sterculia brevissima	052	*Viburnum odoratissimum*	154
Sterculia lanceolata	090	*Vitex quinata*	150
Sterculia pexa	088	*Vitex trifolia*	148
Stixis suaveolens	010		
Streblus asper	142	**W**	
Streblus indicus	090		
Strobilanthes cusia	010	*Wikstroemia indica*	110
		Woodfordia fruticosa	182
T			
		Z	
Tacca chantrieri	094	*Zea mays*	210
Tadehagi triquetrum	076	*Zingiber cammuner*	198
		Zingiber officinale	096

傣医药　　植物图鉴